Energie- und Informations-Medizin

Winfried Weber

Energie- und Informations-Medizin

Heilen ohne Umwege

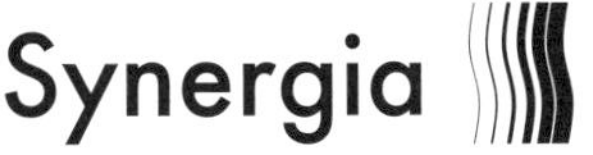

„Kunst und Wissenschaft, Forschung und Lehre sind frei ...“

Grundgesetz der Bundesrepublik Deutschland

Fritz-Albert Popp
und Hendrik Treugut
In tiefer Verbundenheit

Zum Cover:

Caduceus - Der Schlangenstab des Hermes

Er ist ein von zwei Schlangen umwundener Stab, an dessen Spitze das Flügelpaar eines Vogels sitzt. Der Vogel symbolisiert das vollständig erwachte Bewusstsein. Er gehört in die Welt des Leichten und Flüchtigen, kann sich von der Materie befreien und in den grenzenlosen Raum der Freiheit vordringen. Die sechs Windungen entsprechen den 6 Chakren, die von der Kundalini-Kraft schlangengleich umwunden werden.

1. Auflage, 2018
Veröffentlicht im Synergia Verlag, Basel, Zürich, Roßdorf
eine Marke der Sentovision GmbH, www.synergia-verlag.ch

Fotos und Graphiken:
Gregor Pfitzer, Winfried Weber, Nathal-Institut, Gray's Anatomy

Umschlaggestaltung, Gestaltung und Satz: FontFront.com, Roßdorf
Printed in EU
ISBN-13: 978-3-906873-71-8

Bibliografische Information der Deutschen Bibliothek
Die Deutsche Bibliothek verzeichnet diese Publikation in der deutschen Nationalbibliographie; detaillierte bibliografische Daten sind im Internet unter http://dnb.ddb.de abrufbar.

Inhalt

Pro und Kontra – Ausschnitte aus einem Interview

Was hat Sie bewogen, sich den alternativen Behandlungsmethoden zuzuwenden?

Es waren mehrere Dinge. Ich erinnere mich an ein Gespräch mit einem Kommilitonen, der mir erzählte, dass sein Bruder Fortbildungen in Homöopathie gemacht hatte. Besagter Bruder war bereits Arzt und betrieb eine, wie ich denke, gut gehende Praxis für Allgemeinmedizin. Nach Beendigung dieser Fortbildung hatte er beschlossen, Patienten von nun an nur mehr homöopathisch zu behandeln, weil er während der Kurse erleben konnte, dass Patienten von Erkrankungen nachhaltig geheilt werden konnten, ohne dass diese dem Zwang unterlagen, ständig Medikamente einnehmen zu müssen.
Diese Erlebnisse hatten wohl solch einen nachhaltigen Eindruck hinterlassen, dass dieser bereit war, eine sichere Existenz aufzugeben, um etwas Neues zu wagen, unter Inkaufnahme wirtschaftlicher Risiken. Ich dachte nicht, dass er ein Dummkopf war, sondern, dass er auf etwas gestoßen war, das ihm offensichtlich kostbarer war, als jene Schulmedizin, die wir noch zu dieser Zeit mit großer Leidenschaft studierten und die ich für das Größte in meinem Leben hielt. Ein paar Jahre später bekam mein Bild von der Schulmedizin die ersten Risse.

Als Student im praktischen Jahr begegnete mir ein junger Patient, dessen Leiden mit einer Injektion ins Knie begann. Vermutlich wurden Erreger eingeschleppt, es kam zu einer eitrigen Entzündung des Gelenkes, die offensichtlich nicht beherrscht werden konnte. Als ich ihn das erste Mal sah, hatte er bereits mehrere Operationen hinter sich. Das Kniegelenk war zerstört, und die eitrige Entzündung hatte sich weiter in den Oberschenkelknochen gefressen. Wenn ich mich recht erinnere, hatte das Bein bereits eine Länge von acht bis zehn Zentimeter eingebüßt. Die Wunde war offen, der Oberschenkelknochen lag frei, der Knochen war erodiert, und man legte mehrmals wöchentlich kleine Antibiotika Pellets in den offenen Knochen. Der gesamte Prozess erstreckte sich schon über zwei bis drei Jahre. Er hatte seine Arbeit verloren, suchte Zuflucht im Alkohol und stand mit Anfang zwanzig am Ende eines möglicherweise vielversprechenden Lebens. Mich erstaunte damals, dass diese von mir so verehrte High-Tech Medizin, die in der Lage war, abgetrennte Extremitäten zu reimplantieren, nicht in der Lage war, eine bakterielle Entzündung wirksam zu bekämpfen. Ich hatte auch rasch erkannt, dass eine Fortführung der bisherigen Therapiekonzepte nicht zum Erfolg führen würde. Der Mann war etwa im gleichen Alter wie ich. Ich hatte mir bereits damals geschworen, Wege zu suchen und zu finden, um solche Verläufe zu verhindern.

Monate später arbeitete ich auf der onkologischen Station einer gynäkologischen Abteilung. Ich mischte die Chemotherapie für zwei junge Patientinnen im Alter von etwa Mitte dreißig an. Es waren junge, hübsche und attraktive Frauen in der Blüte ihrer Jahre. Fiel beim Mischen ein Tropfen der Chemotherapie auf den Boden, so musste Alarm ausgelöst werden und sofort nach entsprechend festgelegten Regeln mit der Dekontaminierung begonnen werden. Auf der einen Seite der ganze Zauber wegen eines verschütteten Tropfens und auf der anderen Seite ließ ich am folgenden Tag über einen Liter dieser Lösung in die jungen, unversehrten Körper laufen. Einige Wochen später schienen die Patientinnen um Jahre gealtert, hatten schütteres Haar, eine blasse, wächserne Gesichtshaut und sahen aus wie nach einem Strahlenunfall. Was ich tat schien medizinisch geboten, war offensichtlich notwendig, aber ich konnte meinen Frieden mit dieser Art von Therapie nicht finden; mochte sie notwendig sein, so fühlte sie sich doch für mich nicht richtig an. Auch hier entwickelte ich den Gedanken, es müsse auch andere Wege geben, solche Patienten von dieser Art Erkrankung zu erlösen.

Wie sahen Ihre ersten Erfahrungen mit alternativer Medizin aus?

Ich arbeitete in einer Abteilung für Anästhesie und Intensivmedizin. Während dieser Zeit sind mehrere Patienten an einer postoperativen Darmlähmung gestorben, weil die Ausscheidungsfunktion des

Darmes trotz allen medikamentösen Bemühens nicht angeregt werden konnte, solche Patienten starben letztendlich an einer Sepsis mit Multiorganversagen. Es war ein „Spiel“ gegen die Zeit, und wieder einmal lag ein Patient da, dem gleiches Schicksal drohte. Ich beschloss dem Patienten einige Akupunkturnadeln zur Darmstimulation und zur Anregung des Vagotonus zu setzen. Tags darauf führte der Patient ab. Ähnliches erlebte ich bei zwei anderen Patienten. Vielleicht hätten sie auch so abgeführt, wer will das mit letzter Sicherheit wissen, doch meiner Erfahrung nach stand es schlecht um diesen Patienten, und wir alle hatten das Schlimmste befürchtet. Ich persönlich sah einen direkten zeitlichen Zusammenhang und bin heute noch der Überzeugung, dass es diesen Patienten geholfen hat. Gleich zu Beginn meiner homöopathischen Ausbildung begann ich mit dem Aufbau einer alternativmedizinischen Ambulanz in dem Krankenhaus, in welchem ich damals arbeitete. Bereits zu diesem Zeitpunkt, während meiner Anfänge, ist es gelungen, Patienten eine Operation zu ersparen, beispielsweise wegen unstillbarer Dauerblutung der Gebärmutter.

Wie reagierten Ihre Kollegen auf derartige Erfolge?

Nicht unbedingt positiv. Wer lange genug in einer Klink arbeitet weiß, dass es um andere Dinge geht. Eine abgesagte Operation bringt eine Klinik um potentielle Einnahmen, doch damit nicht genug. Eine Operation sollte immer der letzte Weg sein, den man in der Behandlung einschlägt. Wenn es gelang, eine solche Operation aufgrund einer erfolgreichen Alternativbehandlung zu verhindern, wurde aus Sicht des Patienten offensichtlich zu einer nicht notwendigen Maßnahme geraten, was die Indikation stellenden Ärzte in einem schlechten Licht erscheinen lässt. Wenn Patienten in Anwesenheit des Chefarztes den Erfolg des Assistenzarztes bejubelten, zog jener ein langes Gesicht, und die Stimmung senkte sich weiter Richtung Nullpunkt. Über die Gründe kann ich nur spekulieren, aber ich denke, ich gehe nicht fehl in der Annahme, dass dies sein Ego kränkte, weil er keine „Götter“ neben sich haben wollte. In einem Gespräch erklärte er mir, es wäre nicht die Wirkung meiner Therapie, sondern die Wirkung der „Droge Arzt“. Ich schaute ihn mit Unverständnis an und erwiderte, dass der

Chefarzt doch wohl die größere Droge darstelle. Diese Bemerkung zeigte mir, wie despektierlich, aber auch wie irritiert und hilflos er erschien; und dass der Erfolg für den Patienten praktisch keine Rolle spielte.

Handelt es sich um einen Einzelfall oder geht es hier um grundsätzliche Fehler im System?

Der Geist, der früher in Kliniken herrschte, war ein familiärer. Wir hatten Spaß an der Arbeit und waren erfüllt von der Aufgabe, Menschen, denen es schlecht ging, helfen zu können. Als die Worthülsen von Transparenz, Qualitätssicherung, Qualitätskontrolle, Controlling und wie sich der ganze Schwachsinn nennt, Einzug hielten, befand man sich ab sofort mehr in der Selbstbeschäftigung als in der Beschäftigung mit Patienten. Es herrschte nicht mehr der gesunde Menschenverstand. Funktionierende, sich selbst organisierende Systeme wurden ausgehebelt, die Motivation und Kreativität von Mitarbeitern war nicht mehr gefragt. An deren Stelle traten Standards und Handlungsvorschriften, welche die Mitarbeiter zu Erfüllungsgehilfen eines anonymen Systems machten. Es wurden Dossiers über Mitarbeiter angelegt, die etwas mit den Bespitzelungen gemein hatten, wie man sie bis dahin nur aus der DDR kannte. Es fließt mittlerweile mehr Energie in die Verbesserung von Bilanzen als in die Verbesserung von Behandlungen – und mit Verbesserungen meine ich nicht die Erfindung des dreihundertsten Antibiotikums oder der hundertfünfzigsten Chemotherapie.

Ausschnitte aus einem Interview mit Dr. med. Gunter Petry
Über seinen Weg in die Alternativmedizin*

*http://privatpraxis-informationsmedizin.de/aktuelles/

Durch bloßes logisches Denken vermögen wir keinerlei Wissen über die Erfahrungswelt zu erlangen, aber alles Wissen über die Wirklichkeit geht von der Erfahrung aus und mündet in ihr.

Albert Einstein

Evidenzbasiertes

Mitte Februar war es wieder soweit. Mehr als tausend Frauenärzte aus Deutschland und den umliegenden Ländern trafen sich, wie alle zwei Jahre, in Frankfurt zum Update.
Die Chairs, so nennen sich die Vorsitzenden, gaben sich die Mikrophone in die Hand und feierten ihre Fortschritte.
Vorgestellt wurde eine Unmenge neuer Studien und neue Leitlinien zur Behandlung definierter Krankheiten. Und immer wieder wurde betont, dass es sich um evidenzbasierte Studien in einer evidenzbasierten Medizin handelt.
Da man ja auch der „anderen" Medizin offen und aufgeschlossen gegenüberstehen wollte, gab es an diesen zwei Tagen auch einen viertelstündigen Vortrag über integrierte Medizin. Erwähnt wurden ein bisschen Pflanzentherapie, Kneipp, Bewegungstherapie, Wärmetherapie usw., also jahrhundertealte Naturheilverfahren. Nicht erwähnt wurden Homöopathie, Akupunktur, Bioresonanz oder Quantenmedizin.
Diese integrierte, oder auch integrative Medizin, gilt als Brückenschlag zwischen komplementärer Medizin und Schulmedizin. Sie darf nur ergänzend eingesetzt werden.
Komplementäre Medizin selbst ist eine Sammelbezeichnung für Behandlungsmethoden und diagnostische Konzepte, die sich als Alternative oder Ergänzung zu wissenschaftlich begründeten Behandlungsmethoden der Medizin verstehen. Aber Alternativen sind nicht erlaubt, da diese in der Regel auf Erfahrungswerten beruhen, obwohl sie wirken, oft nicht reproduzierbar sind und sie die Therapien der Universitätsmedizin in Frage stellen könnten.

Was aber ist evidenzbasierte Medizin? Evidenz bezeichnet das dem Augenschein nach unbezweifelbar Erkennbare.
Aber was wir nicht erkennen, kennen, wissen, denken oder glauben, ist für uns nicht vorhanden und kann nicht in unsere Überlegungen miteinbezogen werden. Ein Beispiel:
Dem Augenschein nach unbezweifelbar erkennbar ist, dass die Sonne morgens im Osten aufgeht, einen großen Bogen auf ihrem Weg zum Westen macht und hier untergeht. Der Schluss liegt nah, da augenscheinlich, dass sich die Sonne um die Erde dreht (evidenzbasiertes geozentrisches Weltbild des Mittelalters).

Ein weiteres Beispiel: Fotografieren Sie in einer sternenklaren Nacht in Dauerbelichtung den Polarstern. Sie sehen, dass sich alle verbleibenden Sterne um diesen Nordstern drehen.

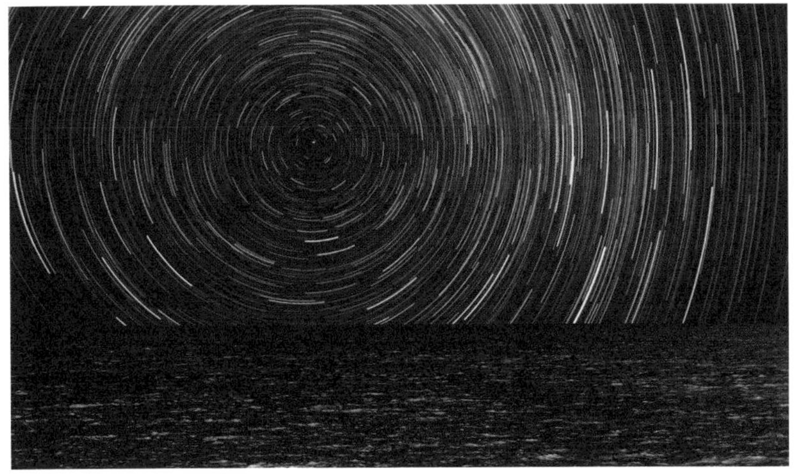

Fotos/Bearbeitung W. Weber

Was ich damit sagen will, ist, dass Evidenz in jedem Fall hinterfragt werden muss und ein Umdenken in unserer Medizin dringend notwendig wird.

Um in den Besitz der Wahrheit zu gelangen, muss man einmal in seinem Leben alle Ansichten, die einem beigebracht wurden, aufgeben, und sein Gedanken- und Wissens-System von Grund auf neu errichten.

Rene Decartes

Eine kleine Abhandlung über Wissenschaftlichkeit und das, was dagegensteht

Es sieht so aus, als stünden wir mal wieder vor einem Paradigmenwechsel, d.h. die Auffassung, was die Welt eigentlich ist, hat sich geändert. Nein, es sieht nicht nur so aus. Wir sind mitten drin.
Im 16. Jahrhundert galt noch das geozentrische Weltbild: die Erde ist eine Scheibe und die Sonne dreht sich um die Erde.
Die kopernikanische Wende brachte das heliozentrische Sonnensystem. In Nürnberg erschien 1543 Kopernikus' Hauptwerk unter dem Titel „De revolutionibus orbium coelestium“ (über die Kreisbewegungen der Weltkörper). Sein Entdecker, der Arzt und Astronom Nikolaus Kopernikus, starb bei Veröffentlichung seiner Schrift durch einen Schlaganfall am 24. Mai 1543 in Frauenburg. Die Kritik an seinen Behauptungen war heftig. Selbst Martin Luther reagierte mit den Worten: „Der Narr will mir die ganze Kunst Astronomia umkehren! Aber wie die Heilige Schrift zeigt, hieß Josua die Sonne stillstehen und nicht die Erde!“
Kopernikus wurde 1600 auf den Index gesetzt. Erst 1757 erkannte die katholische Kirche die Gültigkeit des kopernikanischen Weltsystems an. 1993 erfuhr Nikolaus Kopernikus eine späte Rehabilitation durch Papst Johannes Paul II.
Ende des 18. Jahrhunderts reichte ein junger Militärarzt namens Friedrich Schiller die erste von drei ärztlichen Dissertationsarbeiten in Karlsruhe ein. Unter dem Titel „Philosophie der Physiologie“ setzte sich Schiller 1779 mit der Frage nach der Beziehung von Körper und

Geist im menschlichen Organismus auseinander, und stellte damit zu dieser Zeit die gesamte Lehrmeinung in Frage.
Er stellte folgende These auf:
„Es muss eine Kraft vorhanden sein, die zwischen den Geist und die Materie tritt und beide verbindet. Eine Kraft, die von der Materie verändert wird und die den Geist verändern kann.
Dies wäre also eine Kraft, die einesteils geistig, andernteils materiell, ein Wesen, das einesteils durchdringlich, anderenteils undurchdringlich wäre, ..."
Die drei zuständigen Fachgutachter lehnten die Dissertation aufgrund ihrer spekulativen Äußerungen, Besserwisserei und des unwissenschaftlichen Stils einstimmig ab.
In Jena hielt er im Jahr 1789 seine akademische Antrittsrede vielleicht als Reaktion gegen diese Ablehnung über das Thema: „Was heißt und zu welchem Ende studiert man Universalgeschichte?" Darin lässt er sich über den Status des sogenannten Brotgelehrten aus:
„Was kennzeichnet einen Brotgelehrten? Der Brotgelehrte ist fleißig, um die Bedingungen für einen Beruf zu erfüllen und nur diese. Alles, was nicht dazu dient, wird ausgesondert. Er ist sofort beunruhigt, wenn sich Neues in der Wissenschaft tut, stellt dieses doch sein bisheriges Wissen und seine bisherige Arbeit in Frage. Jede Neuerung erschreckt ihn, weil sie Altes zerbricht."
Nun, ja. Es stellt sich die Frage, ob es diesen Brotgelehrten nur im 18. Jahrhundert gab?

Im 20. Jahrhundert treten neue Kontroversen auf. Die starre Medizin steht gegen die fließende Medizin, Strukturmedizin gegen Funktionsmedizin, morphologische gegen energetische Medizin, Leitlinienmedizin gegen Informations- und Quantenmedizin, Wissenschaftler gegen „Wissen-Erschaffer".
Hans-Peter Dürr, Physiker und bis Herbst 1997 Direktor am Max-Planck-Institut für Physik in München und Träger des alternativen Nobelpreises, äußerte sich dazu:
„Wir denken noch im 19. Jahrhundert, obwohl wir Technologien haben, die 20. Jahrhundert sind.

Und jetzt wollen wir das 21. Jahrhundert mit einer »Denke« gestalten, mit einer Technik, die 20. Jahrhundert ist. Das ist unser Problem heute."

Der deutsche Physiker Wolfgang Ludwig ergänzt:

„Aus einem unvollständigen Weltbild können keine richtigen Schlüsse gezogen werden, allenfalls Näherungen. Erst unter Einbeziehung der Quantenfeldphysik sind gültige Aussagen möglich."

Bei allen biologischen Strukturen ist der Zusammenhang zwischen Bau und Funktion zu erkennen. Struktur und Funktion sind gnadenlos miteinander verbunden. So steht es wenigstens in den Lehrplänen für den Biologieunterricht. Es gilt als grundlegendes biologisches Prinzip, das Lebewesen bezüglich Bau und Lebensweise an ihre Umwelt angepasst sind und in allen biologischen Strukturen der Zusammenhang zwischen Bau und Funktion zu erkennen ist. Ohne Struktur kann es keine Funktion geben! Aber ist das wirklich so? Machen wir es uns mit dieser „ Eierbecher-Ei-Mentalität" gerade im medizinischen Bereich nicht zu einfach? Sind Strukturen nur auf die dritte, oder bei etwas Weiterdenkenden, auf die vierte Dimension (Raum und Zeit) beschränkt?

Die Wirkung vieler Therapien, darunter auch der Anästhesie, ist wissenschaftlich nicht entschlüsselt und muss de facto damit als unwissenschaftlich abgetan werden. Unsere Erfahrung zeigt, dass etwas funktioniert, nur der derzeitige Stand der Wissenschaft ist nicht fähig die Wirkungsweise zu ergründen. Mit der gleichen Berechtigung könnte ein Erstklässler die Existenz der Multiplikation in Frage stellen. Glücklicherweise bekennen die großen Wissenschaftler unserer Zeit, dass eine große Menge wissenschaftlicher Fakten widerrufen werden muss.

Das wissenschaftliche Denken über unser Denken beispielsweise hat sich in den letzten Jahren massiv geändert. Bis noch vor 10 Jahren waren sich Physiologen klar darüber, wie der Denkprozess beim Menschen abläuft, welche Strukturen dafür zuständig sind, welche Hirnareale spezifische Funktionen beinhalten. In einem sogenannten Manifest der Hirnforschung von elf führenden deutschen Neurowissenschaftlern unterschiedlicher Teildisziplinen wurde 2004 beschlossen, innerhalb der folgenden 10 Jahre Klarheit in die letzten

Geheimnisse der Hirnfunktion zu bringen. Das Ergebnis war ernüchternd. Professor Singer, ein führender Hirnforscher und der frühere Leiter des Max-Planck-Institutes für Hirnforschung in Frankfurt, sagte dazu in der 3Sat Sendung „Scobel" 2014:[1]
„Vor 15 Jahren haben viele gedacht, sie wissen mehr, als uns jetzt bekannt ist". Man war der Ansicht, dass wenn man sich von der sensorischen Oberfläche der Nervenstrukturen, beispielsweise dem Auge, welches die Bedrohung sieht, bis zu den Strukturen der effektorischen Seite, den Muskeln, welche die Bedrohung abwehren, durcharbeitet, die Funktion unseres Hirnes offensichtlich wird, und wir alle hier ablaufenden Mechanismen verstehen werden.
Das Ergebnis war ernüchternd. Das Gehirn und der Denkprozess stellten sich als selbstaktives, hochkomplexes, enorm vernetztes, hochdimensional(!) verschaltetes System heraus, dessen Wirkungsweise nicht mehr allein durch Strukturen erklärt werden konnte. Matthias Eckoldt, Philosoph und Schriftsteller umschrieb das Problem in seinem gleichnamigen Buch mit der Frage: Kann das Gehirn das Gehirn verstehen? Prof. Randolf Menzel schließt daraus: „Damit wissen wir im Prinzip nichts vom Gehirn, denn die Netzwerke stellen die Hauptleistung des Nervensystems dar."
Neuronale Strukturen, die sogenannte Datenautobahnen des Gehirns, galten früher als unveränderlich. Heute weiß man, dass emotionale Erfahrungen diese Strukturen umformen. Auch umfeldbedingte Genveränderungen im weitesten Sinne, sogenannte epigenetische Einflüsse, tragen zur dieser Umformung der Funktionen bei. Strukturen treten in den Hintergrund.
Das Bewusstsein wird deshalb von Prof. Singer neu definiert: „In Wirklichkeit ist es ein System, dass sich aus sehr vielen getrennt angelegten Subsystemen zusammensetzt, die alle an irgendwelchen Teilaspekten der Wahrnehmung oder der Zukunftsplanung arbeiten. Alle Subsysteme sind miteinander verkoppelt und kommunizieren miteinander. Die Verschaltung ist so angelegt, dass daraus kohärente (zusammenhängende) Zustände entstehen können, die sich selbst organisieren und keines Führers bedürfen. Am besten stellt man sich ein Orchester vor, dass auch ohne Dirigent spielen kann, wenn es sich auf einen gemeinsamen Rhythmus geeinigt hat.[1]"

Das Schönste, was wir erleben können, ist das Geheimnisvolle. Es ist das Grundgefühl, dass an der Wiege von wahrer Kunst und Wissenschaft steht. Wer es nicht kennt und sich nicht mehr wundern kann, nicht mehr staunen kann, der ist sozusagen tot und sein Auge erloschen.

Albert Einstein

1972 Anfänge

Haben Sie sich schon mal Gedanken gemacht, was Leben ist? Wer oder was uns bestimmt oder was das alles soll?
Mich erfasste der Drang, diese Frage zu klären in der Pubertät, einer Phase in der die Laune sowieso kriselt und das Leben von der grauen Seite betrachtet wird. Aber diese Suche nach Erklärungen bestimmte mein Leben. Ich beschloss Medizin zu studieren. Bei einem Abiturnotenquerschnitt von 3,5 ging das nicht direkt. Ich schrieb mich in das Studienfach Biologie ein. Etliche Zwischenprüfungen im Kampf gegen 220 weitere Bewerber, von denen nur 60 genommen wurden, folgten. Die ersten Jahre, genauer gesagt, die Zeit bis zum Physikum, durfte man nur Menschen untersuchen, die schon tot waren. Kunstfehler waren so ausgeschlossen. Nur die Kenntnis, wie Leben funktioniert, war auch hier nicht zu erlangen. Nach dem Physikum wurden wir unter Vorbehalt an die Spezies Homo sapiens herangelassen. Man durfte einen weißen Kittel anziehen, sich ein Stethoskop in die Kitteltasche stecken und nicht um den Hals hängen wie heute. Noch mussten wir Abstand von Kranken halten und wurden nur langsam an Patienten herangelassen. Die Vorlesungen, die nur wenige besuchten – man konnte das ja alles nachlesen und dafür länger schlafen- waren durchweg langweilig. Regelmäßig wurde von Professoren dargelegt, wie wirkungslos Alternativmedizin, Homöopathie und andere in der Wirkung nicht nachvollziehbare

Therapietechniken waren. Hierdurch wurde ein Feindbild in uns Studenten heraufbeschworen, mit welchem wir in Praxis und Klinik entlassen wurden.

1972 saß ich in einem dunklen Dachzimmerchen im Institut für Chirurgie zwischen etlichen Narkoseapparaten und Sauerstofflaschen und trieb meine Promotion voran. Aus dem Fenster schaute ich hinunter auf das Gebäude der Radiologie, wo Karzinompatienten ihre Tumore mit Strahlung therapieren ließen, denn, so das primitive Denken der alten Medizin, was nicht mehr da ist, ist weg.
In diesem Gebäude, keine 10 Meter von der Chirurgie entfernt, forschte im Keller ein Physiker namens Fritz-Albert Popp an den Zusammenhängen zwischen Licht und krebserregenden Kohlenwasserstoffen. 1969 bekam er eine Stelle als Strahlenphysiker, die 1971 in eine feste Stelle umgewandelt wurde. Er habilitierte 1972 in Biophysik. Leider war er zu lieb und zu ehrlich für diese Wissenschaftswelt, weshalb es noch im gleichen Jahr zu einem Konflikt zwischen ihm und seinem damaligen Chef Prof. H. kam. Popp monierte, nachdem einem seiner Assistenten der Zuschuss zu einer Weiterbildungsveranstaltung verweigert wurde, dass im Keller des Radiologischen Institutes so viele nagelneue und ungenutzte Geräte herumständen, aber für sinnvolle Investitionen kein Geld vorhanden sei. Popp war bei diesem Vorwurf nicht klar, dass er in ein Wespennest stach. Diese Geräte wurden nämlich im Austausch gegen Forschungsgelder erworben, ein Kuhhandel nach dem Prinzip „Hilfst du mir, dann helfe ich dir“. Hieraufhin, wurde ihm von seinem Chef angetragen zu kündigen. Weil Popp verständlicherweise diesem Wunsch nicht nachkam, wurde ihm eine körperliche Attacke gegen obengenannten Chef angedichtet, seine Personalakte manipuliert und ein Disziplinarverfahren eingeleitet. Der Dekan der Medizinischen Fakultät, ein Professor O., bezeichnete in einem Schreiben an das Kultusministerium in Wiesbaden Popps Verhalten als „besorgniserregend“ und es sei “in die Nähe psychopathischen Verhaltens zu rücken“. Popps Ernennung zum H2 Professor wurde dem Kultusministerium über viele Jahre hin unterschlagen, so dass die Ernennung nicht in Kraft treten konnte. [2, 3]

Zur gleichen Zeit saß ein paar Schritte weiter im Keller der Rechtsmedizin Dr. O., die Frau des obengenannten Dekans, eine Laborantin, die nach Abschluss ihres Medizinstudiums in München seit 1965 hier arbeitete und sich mit gerichtlich-medizinischen Blutspuren-Untersuchungen beschäftigte. Wer wissenschaftlich arbeiten will und keine Lust hatte, als Arzt bei Menschen therapeutisch tätig zu sein, konnte nach dem Examen direkt als „Mediziner" ohne Approbation loslegen. So auch Frau O.

Ich aber wollte Arzt werden. Das ist für viele Medizinstudenten selbstverständlich. Aber wer als Arzt tätig werden wollte, musste approbiert sein.

1973 promovierte ich und nach meiner Medizinalassistentenzeit in der Hämatologie der Universitätsklinik Marburg, der Chirurgie und Gynäkologie des Elisabethenkrankenhauses Marburg durfte ich mit der Erteilung der Approbation als Arzt tätig sein. Inzwischen war ich mit einer engagierten Krankenschwester verheiratet und versuchte mich 2 Jahre später an der Erziehung zweier kleiner Söhne.

Mein Wunsch war es, Orthopäde zu werden. Das setzte damals eine fünfjährige Weiterbildungszeit in Orthopädie voraus. Nun war da jedoch das kleine Problem mit der Wehrpflicht. Um der Bundeswehr zu entgehen, hatte ich mich vor dem Studium verpflichtet, dort meine Zeit als Stabsarzt „abzudienen". 18 Monate Bundeswehr schienen mir vergeudete Zeit, vor allem wurde kein einziger Tag dieser Zeit auf meine Orthopädieausbildung angerechnet. Also entschied ich mich, zwei Jahre minus einem Monat Grundausbildung in München im Bundeswehrkrankenhaus Gießen zu verbringen (das war die niedrigste mögliche Verpflichtungszeit). Ich legte mich auf die orthopädische Abteilung fest. Kaum dort angekommen wechselte ich aber je nach Bedarf und Personalstand zwischen den Abteilungen Chirurgie, Handchirurgie, Orthopädie und Urologie, was sich als geniale Basisausbildung für mein späteres Tun erweisen sollte. Ich konnte hier direkt am Menschen arbeiten und war weit weg von der mir zu theoretischen inneren Medizin mit Krawattenzwang. Ich sah, dass jeder Rang bei der Bundeswehr seine eigenen Krankheiten hatte, je nachdem was seine Aufgabenstellung und wie hoch sein Belastungs- und Frustrationspotential war.

Auch diese sehr lehrreiche Zeit ging glücklicherweise vorbei. Orthopädie erwies sich mir während dieser Zeit nicht als weiter beruflich erstrebenswert, da ohne operative Intervention kaum eine Besserung der Beschwerden erreicht werden konnte. Ganz im Gegenteil: die Beschwerden der Patienten wurden schlimmer und die Patienten immer unausstehlicher. Das wollte ich mir nicht antun.
Also suchte ich mir ein Fach aus, welches Spaß machen sollte, das hieß wenig kranke Patienten, viele positive Ereignisse und dankbare Patienten. Die Wahl fiel schließlich auf Frauenheilkunde. Viel Routine und Vorsorgeuntersuchungen, Schwangerschaftsbetreuung mit in der Regel gutem Ausgang und dem interessante Spannungsverhältnis zwischen Mann und Frau. Ja, das war genau das, was ich suchte.
Also auf in den Norden nach Oldenburg, wo ich an einem großen konfessionellen Krankenhaus meine Ausbildung begann. Konfessionelle Häuser, vor allem die katholischen, hatten den Vorteil, dass man als Arzt unter Nonnen der Hahn im Korb war und liebevoll umsorgt wurde. Ich genoss es.
Zuständig war ich in Oldenburg primär für die Ultraschalldiagnostik. Die Ultraschallgeräte zu dieser Zeit waren mit den heutigen nicht vergleichbar. Es waren Monstermaschinen, riesige, schwere, unhandliche Apparate, die kaum Eindringtiefe hatten und auf schwarzem Grund nur weiße Kreise, Striche und Störungen auf einem Polaroid-Bild hervorbrachten.
Es begab sich aber zu ebendieser Zeit, dass eine etwas zu barock gebaute Dame aufgrund ihrer übermäßigen Isolationsschicht mein Ultraschallgerät überforderte. Es ging bei ihr um die Fragestellung, befindet sich noch eine Kupferspirale in der Gebärmutter oder hat sich dieses Teil ohne Erlaubnis entfernt? Diese Verhütungsmittel haben in seltenen Fällen die Eigenart, natürliche Wege wie den Gebärmutterausgang zu meiden und den direkten Weg durch die Gebärmutterwand in den Bauchraum zu suchen, vor allem, wenn der die Spirale einlegende Arzt ihr schon ein Teil dieses Weges gebahnt hatte. Wie konnte dieses Rätsel gelöst werden?
Zuhause hatte ich damals ein Metallsuchgerät, welches Kupferdrähte in Wänden diagnostizierte. Warum sollte das gleiche nicht bei füllig gebauten Damen funktionieren? Aber auch dieses Gerät war

überfordert. Es musste etwas Leistungsfähigeres her. Also führte mein Weg zu einem Elektronik- Ingenieur, der mir nun auch noch die letzte Hoffnung stahl. Die Idee befand er zwar einerseits als großartig, andererseits als zu weit hergeholt. Meine wohlbeleibte Patientin musste daraufhin einer Bauchspiegelung unterzogen werden.
Der Ingenieur drückte mir aber ein Buch in die Hand, welches mich begeisterte: Bahr, Ohrakupunktur. Diese Akupunktur ging auf einen französischen Landarzt namens Nogier zurück, welcher bei vielen seiner Patienten im oberen Teil des Ohres immer wieder die gleichen Verbrennungsnarben fand. Auf sein Nachfragen erhielt er die Antwort, dass das Verbrennen dieses Hautareals die todsichere Therapie bei Ischiasbeschwerden darstelle. Nogier ging diesem Hinweis nach und stellte fest, dass in der Ohrtopographie noch weitere Punkte auftauchten, durch die Haut, Muskel und Organe behandelt werden konnten. Diese Therapie faszinierte mich, und ich stieg nicht nur in die Ohrakupunktur, sondern auch in das Wissen der chinesischen Medizin ein. Mein damaliger Chef unterstützte mich und ermöglichte mir Kurse am Ludwig-Boltzmann-Institut in Wien.
Ein weiteres Jahr Ausbildung in einer großen Bremer Klinik verging, und mir war es möglich der Krankenhausatmosphäre zu entfliehen und eine eigene Praxis zu eröffnen.

Wenn man wirklich Neuland betreten will, kann es vorkommen, dass nicht nur neue Inhalte aufzustellen sind, sondern dass auch die Struktur des Denkens sich ändern muss, wenn man das Neue verstehen will.

Werner Heisenberg

1982 Der Aufbruch in eine neue Medizin

Es war das Jahr 1982. Zwei Jahre war ich nun in einer Kleinstadt im vorderen Odenwald als Frauenarzt niedergelassen. An sich wäre Göttingen der Ort meiner Wahl gewesen, aber ein dortiger Vertreter der Ärztekammer teilte mir mit, dass solche Scharlatane wie ich, die sich mit Akupunktur beschäftigten, in Göttingen nicht erwünscht wären. Ich saß also in meiner Praxis 10 Kilometer südlich von Darmstadt und war mit der Therapie, die ich hier praktizierte, unzufrieden. Es war immer noch die Medizin der Klinik, also die Akutmedizin, die die Behandlung meiner Patienten bestimmte. Nur die akut Kranken waren die seltene Ausnahme. Die Regel waren Patienten mit Schmerzen bei der Periode, Brustspannung und Schmerzen vor der Periode, Brennen der Scheide, unerfülltem Kinderwunsch, Kopfschmerzen usw. Die Pharmareferenten überschütteten mich mit Ratschlägen und Medikamenten, die, wenn überhaupt, die Beschwerden meiner Patienten nur kurzfristig aus der Welt räumten. Das konnte es doch nicht sein. Auch die angebotenen Weiterbildungen, die meistens von der Pharma oder Geräteherstellern gesponsert wurden, halfen da keinen Zentimeter weiter.
Eine meiner Lieblingszeitschriften war Habers „Bild der Wissenschaft“, eine Zeitung, die damals auch noch für Laien verständlich, kompliziertes Wissen unters Volk brachte. Hier sprang mir der Artikel „Thermoregulationsdiagnostik, hautnah an der Krankheit“ vom Institut für Arbeits- und Sozialmedizin, Heidelberg, ins Auge. Dies ist ein Institut, welches die Ursachen chronischer Erkrankungen untersucht.

Der Artikel beschäftigte sich mit einer Studie, die aufgrund auffälliger Hauttemperaturen der Probanden, die Wahrscheinlichkeit eines späteren Brustkrebsausbruchs bewerten sollte.

Zur Geschichte: Im Herbst 1977 wurde am Institut für Sozial- und Arbeitsmedizin, Abt. für Sozialmediznische Epidemiologie und Arbeitsphysiologie, mit finanzieller Unterstützung der Firma International Business Machines Corporation (IBM), einem US-amerikanischen IT- und Beratungsunternehmen, ein Laboratorium zur Erforschung der menschlichen Wärmestrahlung eingerichtet. Sinn dieser Einrichtung war, ein schonendes, nicht-invasives Verfahren zu entwickeln, welches krankhafte Prozesse im Körper anzeigt, ehe diese sich zu organisch fassbaren Veränderungen, also akuten oder chronischen Krankheitsprozessen, entwickelt haben.
Mitarbeiter, die mit ins Boot geholt wurden, waren Dr. Johann Jost Reeh, ein Physiker und Dr. Ernst Schwamm, ein in der medizinischen Thermographie engagierter Landarzt. Beide erhielten 1953 medizinische Verfahrenspatente für Infrarot-Thermographie in Frankreich, den USA und Großbritannien. In Deutschland waren zu dieser Zeit „Verfahren jeglicher Art zur Anwendung am menschlichen Körper“ verboten, im Ausland jedoch erlaubt.
Leider verstarb Dr. Schwamm 1978 an einem akuten Herzleiden, noch ehe er sich intensiver an den Untersuchungen beteiligen und ich ihn kennenlernen konnte.

Das Resultat dieser großangelegten Untersuchung an Tausenden von Patienten entsprach damals nicht den erwarteten Ergebnissen und die Studie wurde von klinischer Seite vernichtend bewertet, da falsche Maßstäbe verwendet wurden. Man verglich sowohl im Heidelberger Institut, wie aber auch auf der Seite der Kritiker Eier mit Hühnern und das konnte nicht gutgehen und musste damals nicht zu beantwortende Fragen aufwerfen.
Diese Hintergründe waren mir damals nicht bekannt. Der Artikel in Bild der Wissenschaft hörte sich sehr interessant an und als Technik- und Geräte- Freak begab ich mich auf den Weg nach Heidelberg.

Das Institut befand sich Im Neuenheimer Feld, einem Neubaugebiet, in das auch weitere medizinische Institute aus dem Zentrum Heidelbergs ausgelagert wurden. Ich klingelte und ein hagerer Mann mit einem Pendel in der Hand öffnete mir die Tür. Er war einer der Männer, die den Rest meines medizinischen Lebens bestimmen sollten, Professor Heim. Es stellte sich heraus, dass er der Autor des oben genannten Artikels in Bild der Wissenschaft war. Ein Physiker, der mit einem weiteren Physiker und einer Ärztin das Institut am Laufen hielt. Heim versuchte mir klarzumachen, dass, ehe ich die Thermoregulation begreifen könne, ich mich mit funktioneller- sprich Regulationsmedizin auseinandersetzen müsse.
Die einzigen Berufsgruppen, die sich mit dieser Art von Medizin „ergebnisoffen“, wie es heute in der Politik heißt, beschäftigten, waren Naturheilkundler, Physiker – hier vor allem die Russen – und Spinner aller Fachrichtungen. Die Bezeichnung Spinner ist nicht unbedingt negativ gemeint. Das große Unwissen, was auch heute noch auf diesem Gebiet herrscht, lädt viele Selbstberufene dazu ein, auf diesem großen Spielplatz eine Nische zu suchen und mitzuspielen.

Die zwei Hochburgen dieser Medizin, die den Menschen als Ganzes sieht und nicht nur seine Einzelteile betrachtet, waren Die Medizinische Woche in Baden-Baden und der Naturheilkunde-Kongress in Freudenstadt. Auf diesen Bühnen verbrachte ich nun viele Jahre, um mein Wissen um das Zusammenspiel der Puzzleteile des Menschen voranzutreiben. Gleichzeitig gab ich aber auch zusammen mit Prof. Heim und anderen wissenschaftlichen Vertretern Vorträge und Kurse über meine Erkenntnisse aus der Thermographie.

Ein Motor ist die Summe seiner Einzelteile. Das heißt aber keinesfalls, dass er funktioniert, unabhängig davon, ob der Benzinhahn aufgedreht ist oder nicht.
An der Uni und in der Klinik hatte ich gelernt, der Körper ist die Summe seiner Einzelteile. Das mag für einen toten Körper gelten, aber ein lebendiger Mensch besteht aus weit mehr.

Im Laufe dieser Zeit lernte ich eine Menge bedeutende und engagierte Persönlichkeiten kennen, ihr Wissen zu teilen und dieses sehr ernst zu nehmen.
Prof. Heim konzipierte seine Thermographie-Studie mit Dr. Reeh, dem Physiker, der mit Schwamm die internationalen Patente für die Anwendung der Infrarotdiagnostik in der Medizin erhalten hatte. Diese neue Technik der Strahlungsthermographie wurde in der Issels`schen Ringberg-Klinik in Rottach-Egern an schwer erkrankten Krebspatienten eingesetzt, um eine Aussage über deren Regulationsfähigkeit zu erhalten. Issels wurde mir von Reeh Ende der achtziger auf einer Medizinischen Woche in Baden-Baden vorgestellt. Er war ein auffällig sympathischer, hochintelligenter Zeitgenosse. 1961 wurde Issels zu einem Jahr Gefängnis auf Bewährung verurteilt. Er wurde angeklagt, fahrlässig den Tod von drei seiner Krebspatienten verschuldet zu haben, weil er ihnen nicht zu einer Operation geraten hatte. 1964 wurde in einem Berufungsverfahren das Urteil aufgehoben und er freigesprochen.

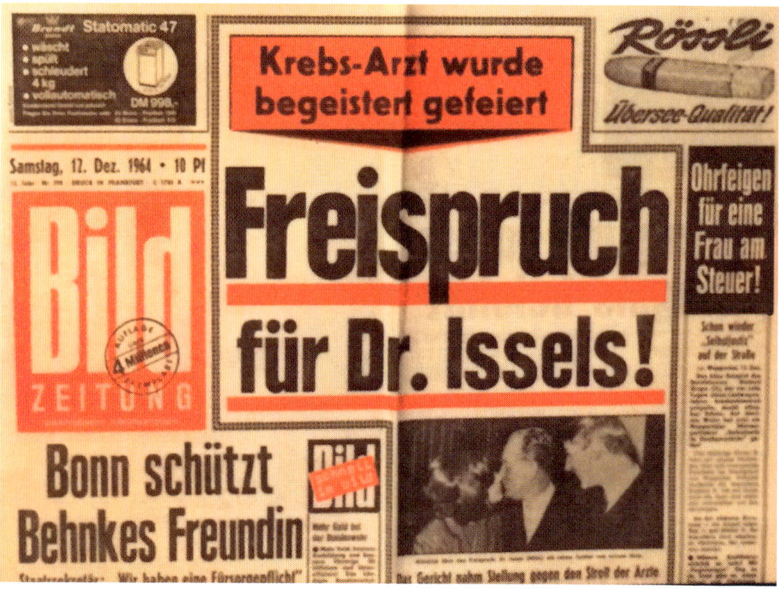

Statomatic 47
• wäscht
• spült
• schleudert
4 kg
• vollautomatisch
DM 998,-

Krebs-Arzt wurde begeistert gefeiert

Rössli
Übersee-Qualität!

Samstag, 12. Dez. 1964 • 10 Pf

Bild Zeitung

Auflage 4 Millionen

Freispruch für Dr. Issels!

Ohrfeigen für eine Frau am Steuer!

Schon wieder „Selbstjustiz" auf der Straße

Bonn schützt Behnkes Freundin

Staatssekretär: „Wir haben eine Fürsorgepflicht"

Das Gericht nahm Stellung gegen den Streit der Ärzte

Reeh unterhielt einen kleinen medizintechnischen Betrieb in Bretten, in dem er Laser-Geräte herstellte. Und Reeh war wiederum mit Peter Mandel befreundet.
Mandel brachte als Heilpraktiker die von dem Elektrotechnik-Ingenieur Semjon Davidowitsch Kirlian entwickelte Hochspannungsfotografie nach Deutschland und modifizierte sie. Später beschäftigte er sich mit der Wirkung von Farb- und Infrarotlicht auf Körperzellen und arbeitete ab den achtziger Jahren mit Prof. Popp zusammen.
Popps Dozentenvertrag an der Uni Marburg lief mit dem 31.01.80 aus und wurde entgegen einem Beschluss des hessischen Kultusministeriums nicht verlängert[4]. 1981-82 arbeitete er notgedrungen im pharmazeutischen Bereich. 1983 bis 86 wurde er von Prof. Walter Nagl an die Uni Kaiserslautern, Institut für Zellbiologie, geholt.[5] Als er einen von der Bundesregierung finanzierten Auftrag bekam, mithilfe seiner Biophotonenmessung die Wirkung homöopathischer Mittel zu erklären, bekam er Lehrverbot und musste die Uni verlassen.[6] Er gründete daraufhin 1986 im Technologiezentrum Kaiserslautern das International Institute of Bioenergetics. Seit Anfang 1995 hat das Institut seinen Sitz in Neuss in der ehemaligen Raketenstation der Museumsinsel Hombroich, wo ich Popps engen Freund, den bedeutenden Physiker Hans-Peter Dürr kennenlernen durfte.
Popp, Mandel und Reeh gründeten den sogenannten Wormser Kreis, einen lockeren Zusammenschluss von ein paar Ärzten, Physikern und Heilpraktikern in dem Fragen und Probleme der ganzheitlichen Medizin in kleinem Kreis besprochen wurden.
Im Kreis dieser Personen fühlte ich mich wohl. Es waren offene, liebenswürdige und hochintelligente Menschen, die keine Konfrontationen scheuten und immer ein offenes Ohr für mich hatten.

Die Intuition ist ein göttliches Geschenk.
Der denkende Verstand ein treuer Diener.
Es ist paradox, dass wir heutzutage angefangen haben, den Diener zu verehren und die göttliche Gabe zu entweihen

Albert Einstein

Verstehen und Intuition

Doch zurück zur Heidelberger Strahlungsthermographie. Prof. Heim überlies mir die in der Studie ermittelten Werte der Standardabweichungen für die 98 hier benutzten Messpunkte. Es handelte sich bei diesen Messpunkten um Akupunkturpunkte, nicht weil die chinesische Medizin hier vorangetrieben werden sollte, sondern weil die Punkte anatomisch definiert waren, also von jedem interessierten Menschen nachvollzogen und ermittelt werden konnten.
Die bei der Messung ermittelten Werte mussten über Computer bearbeitet werden. Es war das Jahr 1983. Computer und Internet steckten in den Kinderschuhen, das World Wide Web kam erst sechs Jahre später. Also kaufte ich den für die Messung empfohlenen und von Colani designten Commodore 8032 mit einem, stolzen 32 bis 96 KB großen Arbeitsspeicher. Notwendiges Zubehör ein Commodore Nadel-Drucker und ein Commodore Flobby Disk Doppellaufwerk (Gewicht 12,6 kg). Das Kernstück war ein Infrarot-Strahlungsmesser (Ultracust M202). Nahezu jeder Patient, der in meine Praxis kam, wurde durchgemessen. Aber die Ergebnisse konnten weder von mir noch von der Uni irgendwelchen Beschwerden, Krankheiten oder aus dem Gedanken heraus, dass hier Akupunkturpunkte gemessen wurden, traditionell chinesischen Syndromen zugeordnet werden.
Dann fiel mir ein Buch von Reinhard Vogl in die Hände: „Akupunktur und bioenergetische Analyse“, ein Vergleich der alten chinesischen Heilweise mit einer modernen analytischen Psychotherapiemethode in ihrer Relevanz für die heutige Medizin.

Es befasste sich mit der von Alexander Lowen entwickelten Bioenergetischen Analyse und erkannte viele Parallelen zwischen ihr und der Traditionell Chinesischen Medizin.
Lowen war Arzt und Psychotherapeut. Er war Schüler von Wilhelm Reich. Der Fokus seiner therapeutischen Arbeit lag auf der Lösung von Blockaden, die den Selbstausdruck behindern. Seiner Meinung nach führten ungelöste oder verdrängte Konflikte zu segmentalen Verspannungen, sogenannten „Panzerungen“.
„Das ist der Schlüssel“, dachte ich! Ich durchforstete hieraufhin sämtliche damals von Lowen erhältlichen Bücher und verglich die thermisch auffälligen Körperstellen mit den von den Patienten geklagten Beschwerden. Und tatsächlich, je nachdem, welches Segment im Thermogramm auffällig war, konnte man auf der einen Seite auf eine Störung in einem der 6 traditionellen chinesischen Funktionskreise schließen, und andererseits auch den Segmenten zugeordnete, von Lowen beschriebene, psychische Veränderungen nachweisen. Der Weg für eine neue ganzheitliche Untersuchungsmethode war gebahnt.
Ich wurde von der internationalen thermologischen Gesellschaft eingeladen, 1989 in der Georgetown-Universität in Washington DC einen Vortrag in schlechtestem Englisch zu halten. Leider kam der Vortrag so gut an, dass ich mich auch noch durch eine Podiumsdiskussion quälen musste. Ein Jahr später, im Jahr seines 80. Geburtstages, gab mir Alexander Lowen persönlich die Möglichkeit, in Portugal den Mitgliedern seines International Institut for Bioenergetic Analysis meine neue Methode vorzustellen.

Wenn man sich für einen Skeptiker hält, tut man gut daran, gelegentlich auch an seiner Skepsis zu zweifeln.

Sigmund Freud

Die Gottlosen sind zum Gegenangriff übergegangen. Immer nach dem Motto: „Ich glaube nicht, und das ist auch gut so“. Eine neue Generation der Freidenker, Pfaffenbeißer und Skeptiker ist aufgebrochen, sich der Rückkehr der Religionen in den Weg zu stellen. Ihre Waffen sind Wissenschaft und Vernunft, und, anders als zu Zeiten Feuerbachs oder Voltaires, das Internet- Hort allen Wissens und allen Wahns.

„Der Kreuzzug der Gottlosen“, Alexander Smoltcyk über die Brights, Spiegel Printausgabe 22/2007 S.56

Das Skeptiker-Netzwerk bestimmt über das, was gesagt werden darf und das, was der Massenmeinung entsprechen soll.

KenFM: Zensur – die organisierte Manipulation der Wikipedia und anderer Medien

Die Gruppierung der Skeptiker und die # alternativen Fakten

1986 fand einer der jährlichen Kongresse der deutschen Gesellschaft für Thermographie in Bad Nauheim statt. Hier wurden unter den Teilnehmern Erfahrungen ausgetauscht und es wurden von ärztlichen Anwendern Vorträge über ihre Studien und die Konsequenzen der Ergebnisse dieser Studien gesprochen. Ein älterer, in der diagnostischen Anwendung der Thermographie sehr erfahrener Innsbrucker Kinderarzt hatte gerade seine Rede beendet, als eine nette Dame sich zu Wort meldete. Sie wäre seit kurzem Mitglied in dieser Gesellschaft und fände es unverantwortlich, was in dieser Gesellschaft abging. Es wäre sträflich, diese völlig unausgegorene Methode bei Menschen und noch viel schlimmer, sogar bei Kindern anzuwenden. Sie fragte den Kinderarzt, wie er das verantworten könne. In der darauffolgenden Kaffeepause setzte sie sich ausgerechnet an meinen Tisch und blätterte eine Anzahl von Fotos ihrer Kinder und Enkel vor meinen Augen aus.

Wie es sich später herausstellte, wendete die Dame dieses Vorgehen in mehreren traditionellen, naturheilkundlich aktiven Gesellschaften an: sie trat in eine Gesellschaft ein, stellte alles in Frage und trat wieder aus. Ich nahm sie in diesem Augenblick nicht ernst, weil ihr die ärztliche Erfahrung mit der Methode fehlte, und sie trotz ihres Medizinstudiums keinen Umgang mit kranken Menschen hatte. Auch fehlte ihr das praktische Wissen von Entstehung, Verlauf und Prävention chronischer Krankheiten. Vielleicht ahnen Sie, um wen es sich bei dieser Dame handelte? Es war die Laborantin aus dem Keller des rechtsmedizinischen Institutes in Marburg– Frau O.

Anfang der Neunziger fiel mir auf, dass in der örtlichen Tageszeitung, dem Darmstädter Echo, immer wieder ganzseitige Artikel erschienen, die ganzheitliche Therapie und Diagnosemethoden (Bioresonanz, Akupunktur, Homöopathie uva.) ohne jegliches

Hintergrundwissen verrissen. Aus den Artikeln ging selten der Name des Autors hervor. Das Echo bezog sich aber auf einen Verein, den ich in diesem Buch in GPUI (Gesellschaft zur pseudowissenschaftlichen Untersuchung integrativer Medizin) umbenennen möchte.

Es stellte sich heraus, dass die GPUI von vielen Institutionen, unter anderem dem zweiten Deutschen Fernsehen, als „wissenschaftliche Beraterin" und Quellenangabe genannt wurde. Initiator, Gründungsmitglied und Vorsitzender dieser Gesellschaft war Herr A.. Er war in Deutschland geboren, hatte seine Kindheit aber in Indien verbracht und in Delhi Elektrotechnik studiert. Seinen Diplomingenieur-Abschluss machte er in Deutschland. Eine sonstige Ausbildung besitzt er nicht. Herr A. erscheint als Sachverständiger in Medien wie Stern-TV, Nano, Spiegel Online, Die Zeit, SR3-Talk, bei Lesch usw.

Die Gesellschaft wurde 1987 gegründet. Gründungsmitglied und langjährige Präsidentin von 1987 bis 1994 war die uns inzwischen bekannte Frau O.

Wenn Sie auf der Homepage dieser Gruppierung die Mitgliederliste durchmustern, finden Sie darin keinen niedergelassenen Arzt mit Praxiserfahrung, der sich mit den von ihm diskutierten und denunzierten Methoden aktiv beschäftigt und diese langjährig angewendet hat. Die Liste der Regionalgruppen der GPUI sieht ähnlich aus.

Die Stiftung Warentest war für mich bis zu dieser Zeit ein unabhängiges Testinstitut. Nachdenklich machte mich, dass das 1996 von dieser Stiftung Warentest herausgegebene Buch „Die Andere Medizin, Nutzen und Risiken sanfter Heilmethoden" von dem GPUI Mitglied F. geschrieben wurde und Frau O. in der Gruppe der Beraterinnen und den Danksagungen aufgeführt wird.

Das Buch geriet in die Kritik: „Die medizinjournalistische Arbeit F.`s wurde vielfach von homöopathisch orientierten Medizinern kritisiert. Die Stiftung Warentest musste das Buch F.`s „Die Andere

Medizin“ vom Markt nehmen, weil darin suggeriert wurde, es gäbe für ein bestimmtes homöopathisches Schnupfenmittel keine Wirksamkeitsnachweise, obwohl dieses ein nach dem Kriterium „besondere Therapieform“ zugelassenes Arzneimittel war, für das als „Wirksamkeitsnachweis“ gesetzlich ein Binnenkonsens ausreicht. Prof. Gustav Dobos, Naturheilkundler an der Universität Duisburg-Essen, kritisierte an F.`s Arbeit, dass diese zum Beispiel an die Traditionelle Chinesische Medizin Maßstäbe anlege, nach denen auch einige schulmedizinisch anerkannte Verfahren als „nicht wirksam“ einzustufen wären.“ [8]

Wer sind diese Personen, die solche Inhalte verfassen und was steuert sie? Hier muss man differenzieren.

In der YouTube-Dokumentation von KenFM „Zensur – die organisierte Manipulation der Wikipedia und anderer Medien“ äußert sich Prof. Harald Walach, Wissenschaftstheoretiker und Psychologe, zu diesem Thema: „Die GPUI ist ein heterogener Verein. Einige Leute sind dabei, die haben ein echtes Anliegen, zum Beispiel, dass sie die Welt vor der Homöopathie schützen wollen, aber es sind auch ideologisch verhärtete Menschen dabei. Die müssen das, was sie glauben so aggressiv in die Welt bringen, wie damals die katholische Kirche versuchte, den Katholizismus in die Welt zu bringen.“

An gleicher Stelle kommentiert Dr. Edgar Wunder, ehemaliges Gründungsmitglied der GPUI, Soziologe und Geograf: „Die GPUI bewegt sich außerhalb der Wissenschaft. Dadurch, dass sie sich weigert mit ihren Kontrahenten zu diskutieren, bekommt sie einen Tunnelblick, was man in der Wissenschaft als pathologische Wissenschaft oder krankhafte Entartung des Wissenschaftsbetriebes bezeichnet...Die GPUI will bestimmte Vorstellungen, die sie selbst für irrational hält, in der Öffentlichkeit zurückdrängen. Es besteht Furcht vor Irrationalem, vor Aberglaube, was man bekämpfen müsse. Und Religion wird in den gleichen Topf wie Aberglaube gesteckt und bekämpft.“

Wenn Ärzte oder Wissenschaftler so handeln, für diese Gruppe von Menschen hat Friedrich Schiller, Militärarzt und Literat - den Begriff des Brotgelehrten eingeführt: „Ihm ist es unmöglich die Gesamtzusammenhänge zu erkennen, die zwischen allen wissenschaftlichen Disziplinen bestehen und, wenn er sie erkennen würde, würde er sich furchtsam von ihnen abwenden".

Nur das Jetzt ist für uns Wirklichkeit. Vergangenheit und Zukunft sind keine Wirklichkeiten, sondern Vorstellungen aus Erinnerungen und Erwartungen, die ins Jetzt projiziert werden, um gedacht werden zu können. Sie spielen dennoch eine wichtige Rolle. Erinnern ist nicht ein Zurück in die Vergangenheit, sondern ein neues Wiederabrufen von einem früher abgespeicherten Ereignis mit neuer Schöpfungstendenz.

Warnke[9]

Wirklichkeit oder „Fake"

Der Irrtum der auf Newton beruhenden Wissenschaftstheorie besteht darin, dass sie die reale Welt für real, berechenbar und fassbar hält.

Um diesen Gedankenfehler erfolgreich zu überbrücken, ist ein gewisser Grad von Intelligenz, Erfahrung, Offenheit und Bereitschaft für neue Horizonte notwendig. Dies ist leider bei der Vielzahl der heutigen Wissenschaftler nicht der Fall. Sie ahnen zwar, dass es da noch mehr geben muss, haben aber Angst, von dieser köstlichen Suppe zu kosten, weil das vollständige Rezept der Suppe noch niemandem bekannt ist. Hierunter leidet an erster Stelle auch unsere „moderne" Heilkunde, obwohl die Regel: „Wer heilt, hat recht" inzwischen allgemein akzeptiert wird.

Warum ist das so? Der Physiker Hans-Peter Dürr erwähnt in seinem Artikel über unbelebte und belebte Materie (in Elemente des Lebens) die Parabel des englischen Astrophysikers Sir Arthur Eddington über die „Wirklichkeit der Naturwissenschaft":

Eddington vergleicht in seinem 1939 erschienenen Buch „The Philosophy of Physical Sciences" den Naturwissenschaftler mit einem Ichthyologen, einem Fischkundler, der das Leben im Meer erforschen will. Dieser wirft dazu sein Netz aus, zieht es an Land und prüft seinen Fang nach der gewohnten Art eines Wissenschaftlers. Nach vielen Fischzügen und gewissenhaften Überprüfungen gelangt er zur Entdeckung eines Grundgesetzes der Ichthyologie: Alle Fische sind größer als fünf Zentimeter!" Er bezeichnet diese Aussage als Grundgesetz, da sie sich ohne Ausnahme bei jedem Fang bestätigt hatte. Dem kritischen Einwand eines Neugierigen, eines „Metaphysikers", der die grundsätzliche Bedeutung dieses Grundgesetzes mit dem Hinweis auf die 5cm-Maschenweite des Netzes bestreitet, begegnet der Ichthyologe unbeeindruckt mit dem Hinweis: „Was ich mit meinem Netz nicht fangen kann, liegt prinzipiell außerhalb fischkundlichen Wissen, es bezieht sich auf kein Objekt der Art, wie es in der Ichthyologie als Objekt definiert ist. Für mich als Ichthyologen gilt: Was ich nicht fangen kann, ist kein Fisch".[9]

Thomas Samuel Kuhn, der amerikanische Wissenschaftsphilosoph, beschreibt in seinem Buch „The Structure of Scientific Revolutions", die Wissenschaft als Folge von Phasen, die mit Revolutionen (Paradigmenwechseln, also Änderungen der allgemein gültigen Ansichten) abwechseln. Die Grundauffassungen, die in diesen Phasen (Zeitabschnitten) gelten, bestimmen, welche Fragestellungen zulässig sind.

Knapp 300 Jahre nach Newton und 100 Jahre nach Max Planck, Werner Heisenberg, Max Born, Erwin Schrödinger und Pascual Jordan, setzt sich eine neue, ich gebe zu, komplizierte und komplexe Wissenschaft durch, die nun endlich entgegen den geldlichen Interessen unserer heutigen Welt zum allgemeinen Wohl etabliert werden wird – oder anders ausgedrückt, wenigstens es versucht etabliert zu werden.

In der mit den Worten von Kuhn „postrevolutionären" Physik der jetzigen Phase gibt es keine Materie mehr. Die Welt besteht aus Überlagerungen hochdimensionaler Wellenfelder, größtenteils irrealer, möglicher Felder, deren Intensität die Wahrscheinlichkeit einer Realisierung in sich trägt. Unser wahres Sein lebt in höher dimensionalen Räumen und hat nichts mehr mit unserer dreidimensionalen Gestalt zu tun. Wir, die in unserer Welt „realen Wesen" sind lediglich Abdrücke unseres wahren Seins (vereinfacht dargestellt nach Dürr[11]).

Was heißt das: es gibt keine Materie mehr? Schon Einstein hatte vor über 100 Jahren Energie und Masse in Beziehung gesetzt. In den letzten 30 Jahren stellte man fest, dass die Bauteile der Atome, Protonen und Neutronen selbst wieder aus massefreien Teilchen bestehen (Quarks und Gluonen). Und die uns allen bekannten Higgs-Teilchen tragen zur Massebildung bei.
Sie werden nun mit Recht entgegnen: „auf der einen Seite schwätzt er von Teilchen, also Materie, und auf der anderen Seite behauptet er, dass es keine Materie gibt". Stellen Sie sich bitte diese Teilchen als Zustände im Feld vor. Das neue, seit nunmehr dreißig Jahren gültige Gesetz lautet: Atomkerne und die Materie insgesamt bestehen hauptsächlich aus Bewegungs- und Feldenergie. Und das trifft nicht nur auf den Stuhl unter unserem Po zu, sondern auch auf uns selbst, die Partnerin, die Kollegen und das Haustier, die uns täglich begleiten.
„Was wir für unser stabiles, statisches Universum halten, ist (deshalb) in Wirklichkeit ein schäumender Strudel subatomarer Teilchen, die ständig wie Gichttropfen in die materielle Welt eintreten und wieder in das substanzlose Energiemeer des Raumes zwischen den Teilchen zurückfallen... Diese Energie bezeichnen Physiker als das Vakuum bzw. Nullpunktfeld, weil ihr Fließen auch dann noch nachweisbar ist, wenn die Temperaturen unter dem absoluten Nullpunkt (minus 273°C) liegen ...[12] Den Wissenschaftlern ist schon lange klar, dass diese Fluktuationen für das unvermeidliche Rauschen in einem Mikrowellenempfänger oder in elektrischen Schaltkreisen verantwortlich sind ... Sogar die Fluoreszenz von Leuchtstreifen beruht auf den Fluktuationen des Vakuums[13].
In diesem Vakuumfeld sind alle vergangenen und zukünftigen Informationen gespeichert, einschließlich unserer Kurzzeit- oder Langzeit-Erinnerungen und diese können jederzeit aus diesem Feld abgerufen werden.
Und nicht nur das. Karl Pribam, ein US-amerikanischer Neurowissenschaftler, vertritt die Meinung, dass unser Hirn „nicht in Worten oder Bildern zu sich selbst und dem Rest des Körpers (spricht) ..., sondern in der Sprache von Welleninterferenzen.... Wir nehmen ein Objekt

wahr, indem wir in Resonanz zu ihm treten und unsere Schwingungen mit denen des Objektes gleichschalten."

Auf unser Sehen übertragen bedeutet das, „dass wir ein virtuelles (künstlich erschaffenes) Bild des Objekts draußen im Raum erzeugen und projizieren dieses, genau dorthin, wo sich das tatsächliche Objekt befindet, sodass dieses Objekt und unsere Wahrnehmung dadurch verschmelzen".[14] Harter Tobak, was! Und kaum zu begreifen! Oder doch?

Dürr bringt folgendes Beispiel: „Eine Schallplatte etwa mit der Matthäuspassion von Bach. Wir hören eine Geige, ein Cello, ein Sopran, einen vielstimmigen Chor, differenziertes Orchester. Wir nehmen die Schallplatte in die Hand und fragen uns: „Wo ist dieser Sopran?" Wir sehen auf der Platte nur eine spiralförmig aufgewickelte, verwackelte Rille. Auch wenn wir ein Vergrößerungsglas oder ein Mikroskop zu Hilfe nehmen, werden wir den ‚Sopran' nicht finden. Der Sopran ist nämlich in der Gestalt der Rille verborgen, in einer Beziehungsstruktur verschlüsselt. Die materielle Schallplatte ist dabei nur ein nebensächlicher, austauschbarer Träger, es könnte auch eine CD oder ein magnetisches Tonband sein...[15]

Etwas anspruchsvoller drückt das Martinus aus:

All unsere Manifestationen kommen zuerst in unserem Bewusstseinszentrum oder Ich als Gedanken oder Ideen vor und werden danach durch die Führung des Willens und unsere Lebensfunktion zu praktischer Manifestation. Der Urheber dieser Manifestation wird also hier als etwas, was unmanifestiert ist sichtbar.[16]

Und er sagt weiter:

Dass Ich und das sichtbare Etwas hinter jedem Organismus, hinter jeder Form und hinter jedem Ding ist also die tiefste existierende Ursache von allem, was wahrgenommen, erlebt und manifestiert werden kann. Ohne dieses Etwas oder ohne ein Ich ist alles leblos, ist alles Stille, ist alles gleich dem Nichts. So ist die Materie ohne ein Ich gleich dem Nichts, ebenso wie das Ich auf dieselbe Weise ohne Materie faktisch gleich dem Nichts wird. Wie die Wellen auf der Oberfläche des Sees nicht ohne den Wind entstehen konnten, so konnten die Bewegungen in der Materie auch nicht ohne das Ich entstehen[17].

Der Körper kann nicht von sich aus krank werden. Er ist nur die Projektionsfläche des Bewusstseins. Er ist wie eine Leinwand, die von sich aus keine Bilder entstehen lassen kann... Deshalb hat es auch keinen Sinn Löcher in die Leinwand zu schneiden, wenn einem der Film nicht gefällt (Operationen) oder die Leinwand immer weiß zu streichen (symptomatische Behandlung) ...

Was wir üblicherweise als Krankheit bezeichnen, ist... nicht die eigentliche Krankheit, sondern nur ihr Symptom, ihr körperlicher Ausdruck. Krankheit selbst ist vielmehr eine Disharmonie im Bewusstsein des Menschen, ein Zeichen für das herausfallen des Menschen aus seiner natürlichen Ordnung – eine Störung des ganzen Menschen und nicht nur seines Körpers.

Tepperwein[18]

Neue Welten

Nun, ich gebe zu, es ist äußerst schwierig, diese bisher erwähnten Aussagen über unser Ich und die Welt zu verstehen. Und noch schwieriger wird es sein, diese zu akzeptieren.
Eine mögliche Hilfe und vielleicht auch Antwort auf das „Wie könnte so etwas funktionieren?“ ist aus dem 12-Dimensionen-Modell oder Quantenfeldmodell von Burkhard Heim und Dröscher ableitbar. Dieses Modell ist mathematisch mehrmals bewiesen worden, wird aber von vielen Wissenschaftlern, da es wahrscheinlich nicht verstanden wird, angezweifelt.

Das 12-Dimensionenmodell beschreibt, wie unsere Welt funktioniert. Es besteht aus einer Menge für Nicht-Physiker unbegreifbarer

Formeln, was es dadurch nicht beliebter macht. Es beschreibt Informations- und Quantenfelder und fällt damit in den Bereich der Quantenmechanik. In diesem Zusammenhang sind die Worte Richard Feynmans beruhigend, der sagte: „Wer glaubt, die Quantentheorie verstanden zu haben, hat sie nicht verstanden.“ Wer sich trotzdem mit dem 12-Dimensionen-Modell etwas intensiver beschäftigen will, sei auf die Arbeiten des Physikers Wolfgang Ludwig und Andreas Resch hingewiesen, die im Internet abrufbar bereitstehen.

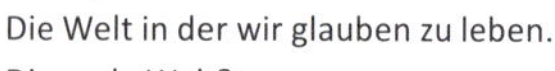

Die Welt in der wir glauben zu leben.
Die reale Welt?

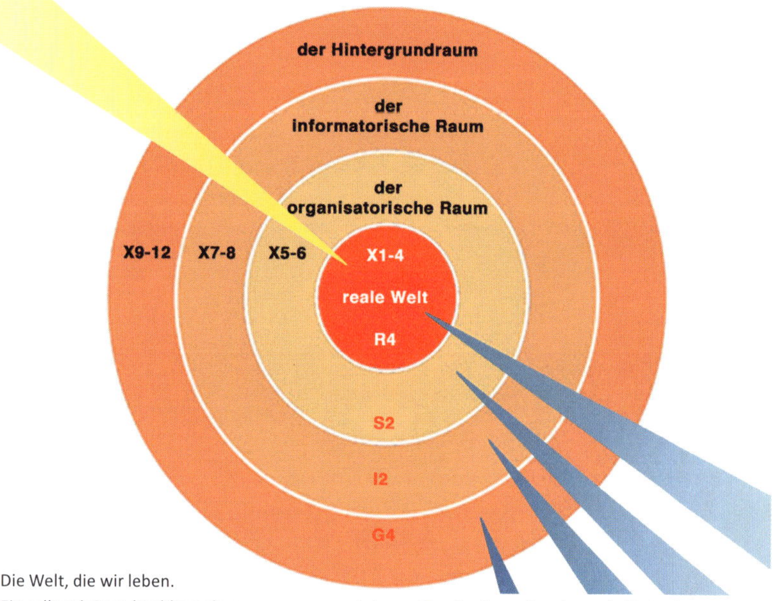

Die Welt, die wir leben.
Ein selbstaktives, hochkomplexes, enorm vernetztes und hoch-dimensional verschaltetes System

Das Quantenmodell gliedert unsere Welt, den Schalen einer Zwiebel entsprechend, in 12 Dimensionen. Den Kern bildet die dreidimensionale Welt. Die 4. Dimension, die Zeit, verleiht den ersten drei Dimensionen für unsere Sinne Existenz. Es folgt in der 5. und 6. Dimension der Organisatorische Raum(S2), ein Logistikzentrum, welches die Aufgabe hat, Ereignisse, Verhalten und Strukturen in der Zeit zu verwirklichen.

Die 7. und 8. Dimension (I2), der informatorische Raum, stellt eine allgemeine Datenbank dar (das morphogenetische Feld, die Akasha-Chronik), die Daten für unsere vierdimensionale Welt (R4) speichert und verfügbar macht.
Die 9. bis 12. Dimension (G4) steht für das kollektive Bewusstsein, den Geistraum, der unser Schicksal und das Schicksal der Welt lenkt. Zum besseren Verständnis ein Beispiel aus der realen Welt. Stellen Sie sich einen Zeitungsverlag vor. In der Chefetage (G4, 9. bis 12 Stock) sitzen der Herausgeber, der Verleger und der Chefredakteur. Der Herausgeber und der Verleger bestimmen die publizistische Leitlinie. Der Chefredakteur setzt diese Leitlinie um, er realisiert sie. Er benötigt dafür Daten, die er aus der Datenabteilung (I2, 7. und 8. Stock) bezieht. Die Mitarbeiter dieser informatorischen Abteilung, die Redakteure, arbeiten die Daten auf und stellen sie der organisatorischen Abteilung (S2, 5. und 6. Stock), die die fertigen Artikel setzt, druckt und vertreibt, zur Verfügung. Beim Zeitschriftenhändler angekommen, sind die Informationen existent und realisiert und damit für den normalen Bürger erhältlich. Unklar ist jedoch, ob diese Informationen der Wahrheit entsprechen, wie stark sie gefiltert sind und was die Chefetage damit erreichen will.
Als normaler Bürger haben wir keinen Einfluss auf die Themen, die von der Chefetage ausgewählt werden, der gesamte Leserstamm der Zeitschrift (das kollektive Bewusstsein) jedoch schon.

Raumzeit, weder Raum noch Zeit

Ich muss gestehen, dass der Versuch, die Zeit in Frage zu stellen, immer Widerspruch erzeugt. In einem Buch, das den Sinn des Lebens aus der Sicht Gottes schildert, las ich, dass das Leben dazu dient, die Schöpfung Gottes aus einer bestimmten Perspektive betrachten zu können. Geht man von mehreren oder sogar von vielen Leben aus, so ist es ein Strauß von Perspektiven, der uns die Welt begreifen lässt. Um in Ruhe diese Eindrücke machen zu können, erhielten wir von Gott das Instrument Zeit. Zeit ist also eine Funktion der Perspektive. „Sehen Sie“, werden Sie sagen, „es gibt sie also doch, die Zeit.“ Ja, in unserer Illusion. Stellen Sie sich vor, Sie gehen ins Kino. Der Film, der aus dem Beamer kommt, ist nichts anderes, als ein Datenpaket, das im Computer kreist. Wir schauen uns das Datenpaket an und sind im Film eingeschlossen mit unseren Gefühlen, Emotionen und Gedanken. Doch der Film ist irreal und zeitlos, ein Datenpaket, eine materiefreie Information.

Die Zeit ist nicht existent. Sie stellt, wie gesagt, nur eine Funktion, ein Hilfsmittel der Perspektive dar. Wir leben, was aus Nahtoderlebnissen bekannt ist, gleichzeitig viele Leben, die uns eine Vielzahl von Perspektiven von dem ermöglichen, was sich in der Welt zuträgt, zugetragen hat oder zutragen wird. Über das Verständnis der Perspektiven ist es möglich, das große Ganze zu verstehen.
Warnke berichtet in seinem Buch „Quantenphilosophie und Interwelt", dass auf der indischen, regierungsnahen Website India Daily in der Rubrik „Technology" folgendes Konzept vorgestellt wurde:

Es gibt höhere Sphären im Universum, in denen alle bekannten physikalischen Gesetze des materiellen Universums versagen, physische Objekte kollabieren in mehrere Seinszustände, und in solchen Momenten gehören wir mehreren Paralleluniversen an. Sie existieren in uns und sind uns deshalb näher, als wir uns vorstellen können. Während sich der materielle Körper weiter im physischen Universum befindet, kommunizieren wir vom Paralleluniversum aus mit uns selbst. Unser Gehirn wird von dort aus aufgefordert zu arbeiten und unser Leben zu erhalten. Wenn wir sterben, leben wir (in Paralleluniversen) weiter.

Das auf den nächsten Seiten gezeigte Modellschema stellt dar, wie Werden, Sein und Vergehen in einer zwölfdimensionalen Welt aussehen könnten. Mit der Zeugung werden wir aus zeitfreien Dimensionen in die Abhängigkeit von Zeit und Leben katapultiert. Es bestehen aber immer noch über die „Wurzeln der Seele" Verbindungen zu diesen Dimensionen. Über diese Wurzeln oder Antennen greifen wir Informationen ab oder spielen Informationen in höhere Dimensionen ein.

Gehen wir davon aus, dass der Raum-Zeitblock unveränderlich ist, die Bühne Welt also ein festes Drehbuch hat, so könnte man spekulieren, dass wir vor dem Entritt in diese vierdimensionale Welt, den Eintrittspunkt selbst bestimmen können, um gezielt Erfahrungen in bestimmten Bereichen zu sammeln. Aber das ist, wie gesagt, reine Spekulation.

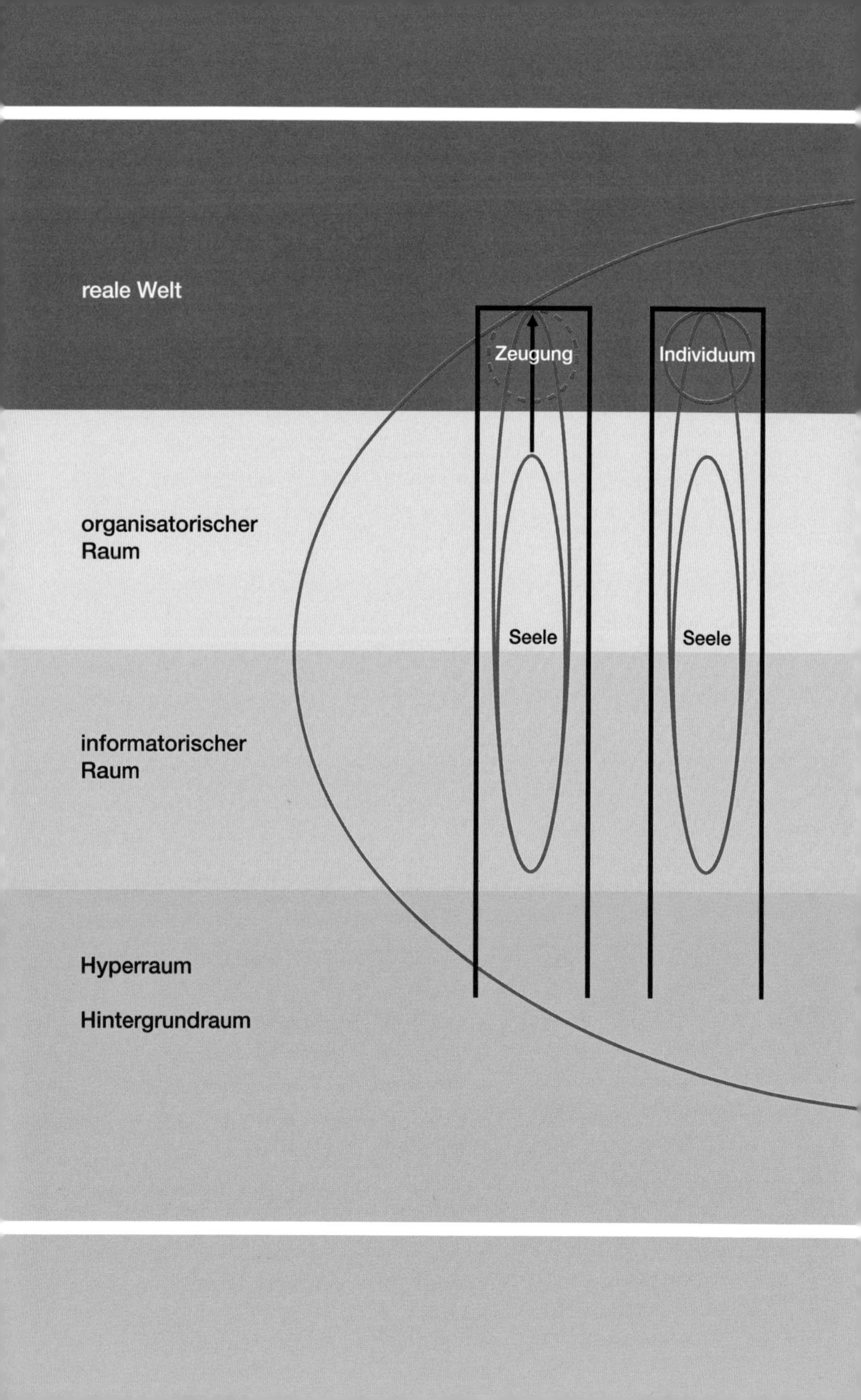

reale Welt

Zeugung

Individuum

organisatorischer Raum

Seele

Seele

informatorischer Raum

Hyperraum

Hintergrundraum

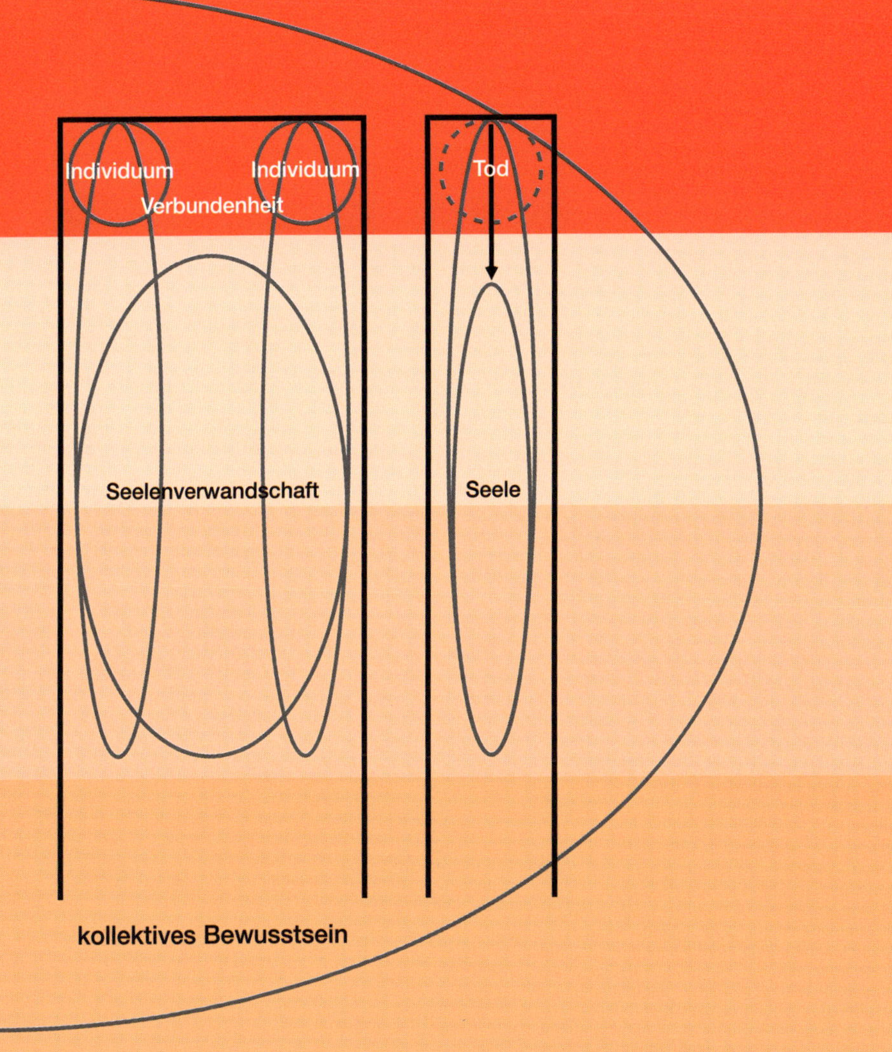
Individuum
Individuum
Verbundenheit
Tod
Seelenverwandschaft
Seele
kollektives Bewusstsein

Das Argument, lebende Organismen seien nur mit den Gesetzen von Physik und Chemie zu erklären und es gäbe keine Vitalitätskraft, stimmt nicht mit der modernen Quantentheorie überein.

Heisenberg

Dem Weltbild fehlen alle Sinnesqualitäten, aus denen das Subjekt der Erkenntnis sich eigentlich zusammensetzt. Dem Modell fehlen Farben, Töne und Greifbarkeit. Ebenso und aus gleichem Grund mangelt es der Welt der Naturwissenschaft an allem, was eine Bedeutung in Bezug auf das bewusste, anschauende, wahrnehmende und fühlende Wesen hat.

Erwin Schrödinger

Die Praxis der Quantenphilosophie

Der folgende gekürzte Artikel entstand im Jahr 2000 nach einem lagen Gespräch mit F.A. Popp. Ich hatte gerade das Buch „Elemente des Lebens“ gelesen. Popp war mit Schommers und Dürr Mitherausgeber dieses faszinierenden Buches. Leider war es kompliziert geschrieben und etliche Formeln standen einem Verständnis im Weg. Wäre ich ein gestandener Physiker gewesen, kein Problem. Aber das war ich leider nicht. Ich schlug Popp vor, die Ergebnisse seines Buches in die Praxis umzusetzen, worauf er einen starren Blick bekam. „Herr Weber“, erhob er die Stimme, „Quantenmechanik ist Philosophie,“ die können Sie nicht in die Praxis umsetzen“. Das konnte er mir nicht ausreden. Er verabschiedete sich mit den Worten: „Aber zeigen Sie mir die Arbeit, ehe Sie sie veröffentlichen!“

Steuern und gesteuert werden

Die Begriffe Informations- und Quantenmedizin sind Schlagwörter, die zunehmend die Seiten der Laien- und Fachpresse füllen. Das Problem ist, dass die Wortteile, die diese Wortverbindungen formen, verschiedenen wissenschaftlichen Kasten zugeordnet werden. Information den Mathematikern, Quanten(physik) den Physikern und Medizin den Ärzten. Mathematiker und Physiker sind Theoretiker, miteinander verwandt und sprechen die gleiche Sprache. Ärzte jedoch sind Praktiker und wollen nicht theoretisieren, sondern anwenden. Sie stehen mit beiden Beinen auf dem Boden der Realität. Aber Realität ist genau das, was Quantenphysiker anzweifeln, und so scheint die Welt der Quantenmechanik nicht in die Welt der Medizin integrierbar zu sein.

An einem Samstagmorgen rief mich eine Heilpraktikerin an. Sie hätte einen russischen Wunderheiler in ihrer Praxis, der chronische Erkrankungen über einen Beinlängenausgleich behandele.

Nun, ich schaute mir den Heiler an und war erstaunt, wie dieser, ohne am Patienten aktiv zu werden, Differenzen bis zu drei Zentimeter ausglich. Die Wirkung dieser Therapie auf chronische Erkrankungen war aus dieser kurzen Manipulation logischer Weise aber nicht ersichtlich. Der Therapeut erläuterte mir, dass er mit Christus zusammen arbeite und in Wahrheit Christus dieses Wunder vollbringe.

Mein Gedanke war, wenn Christus mit dem Russen zusammen arbeitete, könne er das auch mit mir machen. Also gab ich bei meinem nächsten Patienten mit Beinlängendifferenz Christus den Auftrag – genauer gesagt, ich bat ihn in meinem Inneren darum – die Beinlängendifferenz zu korrigieren, und es funktionierte.

Diese Fähigkeit machte mich bis zu jenem Augenblick stolz, als eine befreundete Kursleiterin in einem Nebensatz erwähnte: „Um eine Beinlängendifferenz auszugleichen, reicht einmal husten".

Ende 1999 stieß ich innerhalb einer Woche mehrmals auf die selbe Aussage:

„Wir erschaffen uns unsere eigene Wirklichkeit".

Der amerikanische Spielfilm „Hinter dem Horizont" mit Robin Williams beschäftigte sich genauso mit diesem Thema, wie Walsch in seinem

Bestseller „Gespräche mit Gott“[19]. Aber auch Haffelder (Seite 75 ff), ein Physiker, in einem Vortrag anlässlich der Medizinischen Woche in Baden-Baden. Haffelder untersucht in seinem Institut lerngestörte Kinder mit EEG. Er selbst entwickelte ein EEG System, bei dem das EEG als dreidimensionales Muster erfasst wird. Er wies nach, dass ein Muster, welches im Moment der Medikamentenverordnung im Kopf eines Therapeuten entsteht, bei Einnahme des Medikamentes auch im EEG des Patienten nachweisbar ist und zwar unabhängig davon, ob ein Patient-Arzt-Kontakt stattgefunden hat oder nicht [20].
Ich möchte diese Art der Informationsübertragung an einem Beispiel aus meiner Praxis erläutern:
Ein von seinem Auftreten eher unsympathischer Arzneimittelvertreter besuchte vor Jahren meine Praxis. Er warb für ein Kontrazeptivum, welches in einer blassen, unansehnlichen Packung verstaut war. Diese Pille musste in meinen Augen Zwischenblutungen und Übelkeit auslösen. Und tatsächlich, die Nebenwirkungsrate in Bezug auf Übelkeit und Zwischenblutungsrate war so hoch, dass ich die Pille nach einem Jahr nicht mehr verordnete.
Vier Jahre vergingen, die Verpackung wurde geändert, und eine neue attraktive Vertreterin bat mich um einen nochmaligen Versuch mit der Pille. Nun waren plötzlich obenerwähnte Nebenwirkungen verschwunden.
Versuchen wir, zwanghaft wie Wissenschaftler sein müssen, den Begriff der Information und der Informationsübertragung zu definieren.

Information – Fehlinformation

Information ist Ordnung. Je höher die Ordnung, desto höher die Information.
Information unterliegt der Raumzeit, d.h. sie wechselt, je nachdem wo und wann ich sie abrufe. Hier gibt es die bekannte Geschichte von den 4 blinden Weisen, die einen Elefanten jeweils am Bein, am Ohr, am Rüssel und am Schwanz ertasten und jeder daraufhin seinen Elefanten völlig different zu seinen Kollegen begreift und beschreibt. Fehlinformation ist falsche Information oder ein Zuviel oder

ein Zuwenig an Information. Sie führt von Gesundheit zu Krankheit. Zu viele Köche verderben genauso den Brei, wie ein Lehrjunge ohne Anweisung oder mit falscher Anweisung. (Beispiel: die genetischen Baupläne bei Trisomie (XXX) oder Turner Syndrom (X0)).
Durch Fehlinformation wird die Ordnung in der Information im gesunden Körper gestört. Es treten Informationslecks auf. Die Ordnung der normal funktionierenden Regelkreise kann nicht aufrechterhalten werden. Es wird nach energieaufwendigen Überbrückungslösungen gesucht, die jedoch eine eingeschränkte Funktion bedingen. Fehlinformation kann sowohl durch gewollt oder ungewollt fehlgesteuerte Information von außen, aber auch durch eine Störung der Informationsaufnahme, wie bei Allergien und Autoaggressionserkrankungen, bedingt sein. Konfliktkonstellationen sind ein wunderbares Beispiel für Situationen, die aufgrund mangelnder Information oder aufgrund von Fehlinformation nicht bewältigt werden können und regelmäßig zur Regelkreisstörungen führen. Ein Konflikt wird meistens dann zum Konflikt, wenn das Hirn abgeschaltet wird und archaischem Instinktverhalten Raum gibt.
Das menschliche Verhalten wird hier auf drei Reaktionsformen reduziert: auf Angriff, Flucht und den Totstellreflex. Kurzfristig mag dieses niedere Verhalten zweckmäßig erscheinen, längerfristig führt es zu Krankheit.
Hat sich ein einmaliger instinktiver Flucht- oder Angriffsreflex als Verhaltensmuster bewährt, so wird er oft zunächst bewusst, dann unbewusst in das tägliche Verhaltensschema integriert. Dabei wird in Kauf genommen, dass tägliches „Schwanzeinziehen“ auf Dauer beispielsweise zum Prostatakarzinom, bzw. tägliches „Buckeln“ beispielsweise zum Brustkrebs führen kann. Es ist dies vielleicht die krasseste Möglichkeit zu fliehen und sich aus dem Staub zu machen.
In der Beantwortung von Konfliktkonstellationen übernimmt der Körper die Funktion eines Computers. Im Normalfall nimmt der Mensch eine Herausforderung bewusst wahr. Das Bewusstsein geht in die „Programmauswahl“, entscheidet über ein zweckmäßiges Programm, welches dann dem zuständigen neuronalen Netz (Plexus) zur dortigen Ausführung übermittelt wird.

Im Konfliktfall ist das Bewusstsein überfordert, und gibt die Entscheidung an eine Unterabteilung des Unterbewusstseins, den Instinkt ab. Dieser sucht nach einem zweckmäßigen Notprogramm, welches auf dem zuständigen neuronalen Netz abgespeichert wird. Nachteil dieser Notprogramme: sie übersteuern und erlauben keine Regulation. Hat sich das Programm bewährt, wird es in „Autostart“ eingebaut, das heißt, es läuft bei jeder auch nur angedeuteten Problemkonstellation, ob sinnvoll oder nicht, automatisch ab.
Beispiel: Eine Frau, die im existentiellen Bereich (z.B. Partnerschaft) schwer enttäuscht worden ist, wird sich bei jeder neuen Bindungssituation unbewusst zurückziehen, aus der Angst heraus, wieder enttäuscht zu werden.
Auf körperlicher Ebene bedeutet das: ein vegetatives Nervennetz, der Plexus hypogastricus inferior, reduziert die Durchblutung und steigert die Muskelanspannung im kleinen Becken.
Therapeutisch „formatiert“ man die in den Nervennetzen gespeicherte Information über einen Natrium-Kalium-Ausgleich auf Membranebene, man „resettet“ sozusagen. Hierdurch wird Platz für neue, gesunde, regulationsfähige Programme geschaffen: die Frau kann ihre existentiellen Ängste und Bindungsängste loslassen, da sie zu zweckmäßigeren Reaktionsmustern fähig ist. Eine Störung kann erst wieder bei schwerwiegenden Konfliktkonstellationen auftreten (Tod im Umfeld, Missbrauch, Verlust usw.).
Welche Informationen machen wir uns in der täglichen Praxis nutzbar? Zum einen kennen wir die gesunderhaltende Information im Sinne einer Datenbank, über die der Körper Sollwerte abgreifen kann. Diese ist für uns Mediziner nicht ableitbar. Es handelt sich um die Information, die das regelrechte Funktionieren des Körpers und der dem Körper übergeordneten Teile gewährleistet. Abgesehen von angeborenen Gendefekten, sollten die beim Patienten im Genom abgespeicherten Daten die Anforderungen einer gesunderhaltenen Information erfüllen. Als Mediziner müssen wir uns mit der von außen ableitbaren Information des gesunden Körpers (Zustandsbericht über funktionierende Regelmechanismen) begnügen.

Die krankmachende Information kann grundsätzlich nur aufgenommen werden, wenn Kanäle von Körperseite her für deren Empfang vorhanden sind. Informationsträger dieser negativen Information sind

a) im Körper etabliert:
- als aktiv geschaltetes oder passiv ruhendes genetisches Informationsmaterial
- als ererbtes Instinktverhalten

b) in den Körper eingebracht z.B.
- als Gifte, Viren, Bakterien, Medikamente, Nahrung
- als angeborenes, erlerntes oder konfliktbedingtes Instinktverhalten
- durch negative Erfahrung oder Verletzung
- umweltbedingt durch geopathische Belastung, Bestrahlung, Elektrosmog u.a.
- durch politische, religiöse, schulische, elterliche Prägung und Erziehung

Weiterhin gibt es die Information im kranken Körper, die die Sollwertverstellung im Körper aufrechterhält. Sie muss nicht unbedingt der krankheitsauslösenden Information entsprechen. Auch in diesem Fall greift der Arzt auf die aus dem kranken Körper abzuleitende Information als Zustandsbericht über die Sollwertverstellung zurück.
Um therapeutisch erfolgreich zu sein, wird entweder die aus dem kranken Körper ausgeleitete Information dem Körper in gleicher Form (z.B. die Bewusstmachung der Ursache in der Psychotherapie) oder phasenverschoben wie in der Bioresonanztherapie wieder zugeführt.

Diagnostische Information – Therapeutische Information

Die von außen aus dem gesunden oder kranken Körper ableitbaren Informationen sind diagnostische Informationen. Gehen wir davon aus, dass Patient und Therapeut an der Gesundung des Patienten interessiert sind, so könnte von Therapeutenseite aus die Informationsfindung folgendermaßen aussehen:
die Informationsermittlung durch Datenabruf vom Patienten durch das „Was-will-ich-als-Therapeut-wissen-Verfahren". Hier gibt es zwei Möglichkeiten:

- Informationsabruf vom Patienten (ähnlich dem Faxabruf) ohne aktive Mitwirkung des Patienten (z.B. über den Pulsreflex RAC (Reflex Auriculocardiac nach Leriche-Nogier)). Der Patient muss dabei noch nicht einmal anwesend sein. (Der Therapeut kann hierzu den eigenen Puls befragen.)
- Informationsabruf durch Messung am Patienten (Blutwerte, EAV, Anamnese, Thermographie usw.) Der Patient muss anwesend sein. Es handelt sich in diesen Fällen um eine Informationsübermittlung vom Patienten zum Therapeuten, wobei allerdings nur die durch den Therapeuten erfragten Informationen zum Therapeuten zurückfließen.
- Eine Informationsübermittlung vom Patienten zum Gerät und zurück, wahrscheinlich ohne direkte Einbeziehung des Therapeuten (Mora, Biofeedback usw.)

Die therapeutische Information des die Krankheit verursachenden Informationskillers kann beispielsweise als Basis einer regulierenden therapeutisch wirksamen Therapieinformation genutzt (Isopathie) werden. Ist der Killer nicht auffindbar oder bestimmbar, verwendet man Muster, die zu einem ähnlichen Beschwerdebild geführt haben, wie in der Homöopathie.
Die klassische Akupunktur repariert am Feld, indem sie über Energieableitung und Zugabe einen ausgeglichenen Zustand anstrebt.

Die orthomolekulare Medizin führt fehlende Substanzen, bzw. Katalysatoren zu und lädt hiermit die inkomplette Datenbank wieder auf. Die so eingebrachte therapeutische Information führt:

- zur Regulation in Richtung Sollwert, wirkt also kybernetisch,
- zum Absenken oder Überlagern von substantiellen Fehlinformationsanteilen, beispielsweise Giften, wirkt also antitoxisch,
- zum Ausgleich fehlender Substanzen (Vitamine), wirkt also substituierend,
- zur Reparatur des Fehlinformationsmusters, ähnlich einem Virenprogramm, wirkt also wiederherstellend,
- u.a.

Im Gegensatz dazu führt eine Manipulation am Istwert zur Manifestation der Störung. Beispielsweise bedingt eine Fieberabsenkung durch Aspirin eine Blockade der körpereigenen Abwehrstrategien, da eine Istwert- oder Sollwertverstellung falsche Daten vorgaukelt und den Körper desinformiert. Soweit zur konventionellen Denkweise. Lassen Sie uns jetzt in neue Dimensionen eintauchen.

Die Informationsmedizin der Hildegard von Bingen

In ihrem Buch „Causae et Curae" geht Hildegard von Bingen auf Heilmittel ein. Sie unterscheidet zwischen Naturkunde, Lebenskunde und Verhaltenslehre: Motiv dieser Heilkunst ist das Verlangen nach optimaler Lebensführung. Als Heilmittel fungieren bei ihr Pflanzen, Elemente, Bäume, Steine, Fische, Vögel und andere Tiere, Textilien, Metalle. Entscheidend für die Wirkung dieser Mittel, für die Heilung oder das Heilwerden des Menschen, ist nach Hildegard zum einen die Menge an „Grünkraft" im Menschen (dieser entspricht im heutigen Sinne Licht, Ordnung, Information), dann der Wille des Kranken gesund zu werden, an seiner Genesung mitzuarbeiten, und die Barmherzigkeit, d.h. der Wille anderen zu helfen, oder anders ausgedrückt, das soziale Engagement, das heißt, die selbst erfahrene, von außen an den Kranken herangetragene, positive Information der Liebe wieder an andere Bedürftige weiterzugeben.

Im übertragenen Sinne bedeutet das:
Ein Patient erkrankt und erkennt, dass er krank ist.
Er nimmt durch sich die Information auf: Ich will geholfen bekommen oder ich will nicht geholfen bekommen.
Im ersten Fall ruft er die Information ab: Wer kann mir helfen?
Je nachdem, wie er geholfen haben will, erhält er eine Information aus sich heraus, über sich als Empfänger oder aus seinem Umfeld.
Diese relativ kompliziert anmutenden Mechanismen lassen sich einfach erfüllen, wenn wir dazu das heute etwas als abgegriffen und verstaubt geltende Prinzip der Liebe mit einbeziehen. Dabei verstehe ich unter Liebe nicht eine hormonbedingte Emotion, sondern einen wichtigen Aspekt des Quantenfeldes.

Quantenfeld

„Wir leben im Quantenfeld. Wir sind Teil des Quantenfeldes." – Eine großartige, aber unverständliche Aussage.
Unter dem Begriff des Quantenfeldes lässt sich kaum etwas vorstellen, da es höherdimensional strukturiert ist. Es setzt sich aus elektromagnetischen Feldern zusammen. Kornfelder, Maisfelder imponieren durch endlose Reihen parallel angeordneter Pflanzen. Bei magnetischen Feldern fallen uns Eisenspäne ein, die sich nach dem Verlauf der Magnetwellen ausrichten. Elektromagnetische Felder sind schwerer zu erfassen. Eher durch ihre sekundären Effekte: die Radiosendung, der Anruf auf dem Handy, die Neonröhre, die in der Nähe starker Felder erleuchtet, die Ampel, die induktionsgesteuert auf grün springt.
Es gibt bei Tieren Sinnesorgane, die elektromagnetische Wellen erfassen. Auch als Mensch erfassen wir diese, wenn auch unbewusst. Ob wir diese jedoch wahrnehmen wollen oder nicht, unterliegt der Entscheidung des einzelnen. Meistens glauben wir nur an das, was wir sehen, fühlen, tasten oder riechen.
Wenn die Welt für dich ist, was Du fühlst, was Du riechen kannst, was Du sehen kannst, ist die Welt nichts anderes als elektrische Signale interpretiert durch Deinen Verstand ... (Aus dem Spielfilm „Matrix")

Gregg Braden geht davon aus, dass sich die elektromagnetischen Informationen dieses Feldes in einem räumlich strukturierten Gitternetz, der sogenannten Matrix, ausbreitet. Die Physiker bezweifeln das Vorhandensein einer solchen Struktur.
Jede Schwingung innerhalb eines elektromagnetischen Frequenzspektrums erzeugt eine dauerhafte, nachvollziehbare und vernünftige Struktur, eine kristalline Information. Dieser Information wird von der genetischen Struktur des Lebens übernommen, um sie den Körperzellen als Befehl zum Wachstum usw. zukommen zu lassen ...[21]
(Vergleiche unten mit Eichelbeck!)
Die Schöpfungsenergie (das formgebende elektromagnetische Feld – Anm. Verf.) wird hinuntergezogen in die Gussform der Matrix. Dadurch wird ihre Schwingungsfrequenz langsamer und kristallisiert dabei zu den bekannten Formen der Schöpfung ... Es existiert eine fundamentale Beziehung zwischen Schwingungen und Geometrie ... Schwingungen erzeugen Geometrie und Geometrie bringt Schwingungen hervor. Formen sind ein direktes Resultat von Schwingungen, und Schwingungen sind eine direkte Funktion von Formen. Materie kann nur existieren, weil sie ihre Energie in Form von Schwingungen festhält[21].

Nach Braden gibt es bestimmte Schwingungsstrukturen, die geometrischen Systemen entsprechen (Ikosaeder, Dodekaeder, Hexaeder, Oktaeder, Tetraeder). Jede sogenannte Materie besteht aus Kombinationen dieser geometrischen Schwingungssysteme, die erst im Gehirn den Eindruck von Materie vermitteln.

Der Physiker Dürr[22] schreibt:
„Materie ist nicht aus Materie zusammengesetzt. Es gilt nicht mehr die Vorstellung, dass der Stoff, die Materie das Primäre und die Beziehung zwischen dieser, ihre Relationen Form und Gestalt das Sekundäre ist. Die moderne Physik dreht diese Rangordnung um:
Form vor Stoff, Relationalität vor Materialität. Es fällt uns schwer, uns reine Gestalt, Beziehungen ohne materiellen Träger vorzustellen.

Das elektromagnetische Feld, das ohne materiellen Träger ... den Raum erfüllt, ist eine solche immaterielle „Gestalt“, gewissermaßen ein formiertes Nichts, eine ganzheitliche, hochdifferenzierte Formstruktur ...“

Eine grundsätzliche Schwierigkeit beim Verständnis dieser Gedanken ist, dass wir aus unserer Dimension nur einen Teil dieses Feldes beobachten können, da wir Teil dieses Feldes sind. Eine Beobachtung des gesamten Feldes wäre nur aus der nächsthöheren Dimension möglich, aber nur dann, wenn es sich nicht um ein noch höherdimensionales Feld handelte, was aufgrund physikalischer Untersuchungen aber eher wahrscheinlich ist.

Kurzweil[23] vergleicht in seinem Bestseller „Homo sapiens“ diese Dimensionen mit den Spielebenen eines Computerspiels, ein Gedanke, der in den Spielfilmen „Matrix“ und „eXistenCe“ aufgegriffen wurde.

Dürr schreibt dazu:

In der allgemeinen Quantenphysik lebt die Gestalt in höherdimensionalen Räumen, die nichts mehr mit dem dreidimensionalen Raum unserer begreifbaren Welt gemein hat, aber sehr wohl dort „Abdrücke“ (Realisierungen) hinterlässt.

Der Begriff Realität muss in diesen Ausführungen dem Begriff „Realisierung“ oder „Abdruck“ weichen. Realität wird in Frage gestellt.

Popp schließt aus Beiträgen von Schommers und Gottwald in dem Buch „Elemente des Lebens“:

„... (es) kann zwischen einer „realen“ Außenwelt und der „Innenwelt“ grundsätzlich nicht unterschieden werden. Die Annahme, dass wir uns die „Realität“ selbst erzeugen, kann deshalb auch nicht widerlegt werden.“

Kurzweil hierzu:

„Am Anfang der östlichen Sichtweise steht dagegen das Bewusstsein, Materie und Energie seien nur komplizierte Gedanken bewusst denkender Wesen – also Ideen, die ohne die Denkenden keine Realität besitzen.“

Er fügt ein Beispiel aus den Quantenmechanik an:

„Teilchen entscheiden sich offenbar erst dann, wohin sie streben oder woher sie kommen, wenn ein bewusst wahrnehmender Beobachter sie dazu zwingt. Man könnte sagen, sie existieren erst rückwirkend von dem Augenblick an, in dem wir sie bemerken ...

Angesichts der Erhabenheit des Universums können wir die existentielle Gültigkeit einer weiteren unreduzierbaren Dualität ohne weiteres akzeptieren: die paradoxe Übereinkunft der – westlichen objektivistischen – Vorstellung vom Bewusstsein, das aus Materie hervorgeht, mit der – östlichen subjektivistischen – Vorstellung von Materie, die erst durch das Bewusstsein geschaffen wird.
So gesehen sind das Bewusstsein, die Materie und die Energie untrennbar miteinander verknüpft.
Hier stoßen wir auf eine Parallele zwischen der Quantenmechanik und der virtuellen Welt von Computersimulationen. In modernen Computerspielen mit aufwendiger Grafik werden die Teile der virtuellen Welt, mit denen der Nutzer im Augenblick nicht interagiert (die nicht auf dem Bildschirm erscheinen), gewöhnlich nicht oder zumindest nicht detailliert berechnet ... Tritt während des Spiels für den Spieler ein anderer Aspekt in den Vordergrund, werden die Ressourcen des Rechners sofort auf den Aufbau und die Darstellung dieser neuen Perspektive hin gelenkt. Dadurch entsteht der Eindruck, dass auch die – vorübergehend – unsichtbaren Teile der virtuellen Welt dennoch immer „vorhanden“ sind.
Wie ich meine, geht auch die Quantentheorie von einem ähnlichen Effizienzprinzip in der physikalischen Welt aus. Die Teilchen treffen erst dann eine Entscheidung darüber, wo sie gewesen sind, wenn ein Beobachter sie dazu zwingt. Die Bereiche der uns umgebenden Welt werden folglich erst dann tatsächlich „wiedergegeben“, wenn der Beobachter ihnen seine Aufmerksamkeit zuwendet.“

Funktionen im Feld

Betrachtet man die im Feld integrierten Funktionen, so lassen sich mindestens 2 Anteile vermuten:

1. der statische Anteil, der potenzielle Informationen beinhaltet, das morphologische Feld, dass Weltgedächtnis, die Akasha Chronik:
Ich gehe davon aus, dass an jedem Punkt dieser Erde für jede Gattung spezielle Struktur und Arbeitspläne vorliegen. Jedes Geschöpf, vom

Stein bis zum Menschen wird sich im Rahmen der lokal vorgegebenen Information entfalten. Unsere Entwicklung im Dreidimensionalen ist durch dieses lokale morphogenetische Feld vorgegeben. Reinhard Eichelbeck, ein Biologe, vermutet in seinem Artikel „Alle Farben des Regenbogens ...“, dass in dem Genom jedes Wesens nicht die alleinige Kraft stecken kann, das Programm der körperlichen Entwicklung zu steuern. Da Genome lediglich aus einer Abfolge von Basenpaaren bestehen ist diese Annahme wahrscheinlich. Er verweist auf Versuche mit Taufliegen, die in ihrer frühen Entwicklungsphase Störfeldern ausgesetzt wurden. Die Folge waren Fehlbildungen dieser Spezies, wie fehlender Kopf usw. Er geht davon aus, dass Chromosomen eine Art Antennenwirkung besitzen, die beispielsweise aus einem morphogenetischen Feld Informationen abgreifen. So könnte man erklären, dass bei einer Störung des Empfangs, beispielsweise durch ein Magnetfeld, Fehlbildungen entstehen.[24]
Röntgenfelder, Mikrowellenfelder, sogenannte geopathische Belastungen, Verwerfungen oder Störfelder führen zu ähnlichen Erscheinungen und bei abgeschlossener Körperentwicklung bei dauernder Exposition zu Erkrankungen wie Krebs, MS, Chronique Fatigue Syndrom, Sickbuilding-Syndrom usw.
Die „Sendung“ wird als elektromagnetisches Feld vom Genom empfangen und im Körper in Photonen umgesetzt, die auf der Basis des Gen Codes über Resonanzen ihre Wirkung entfalten.
Unterstützt wird diese Hypothese durch Popp:
Nach F.A. Popp haben diese Biophotonen ihren Ursprung in einem nichtlokalisierten, kohärenten elektromagnetischen Feld eines lebenden Biosystems, ausgehend im Wesentlichen von der DNA. Die Biophotonen-Messung enthält biologisch relevante Informationen über den Zustand dieses Feldes, insbesondere auch über den Kohärenzgrad im untersuchten System.[25] Die Ergebnisse zeigen, dass die Biophotonenemission mit der Dynamik biofunktioneller Abläufe korreliert.[26]

2. der dynamische Anteil, der aktuelle Information beinhaltet, das strukturierende Feld, die Weltgedanken, das „Akasha-Internet".
Durch Informationsaufbau entsteht ein Informationsgefälle, welches Informationsfluss und Austausch auslöst. Clifford[27] beschreibt in „Tibetische Heilkunst" die Funktionen des Feldes mit schöneren Worten: „Das Universum ist ... ein ungeheures Feld elektromagnetischer Energie. Daher besteht die Gesamtheit der bedingten Existenz aus Energieschwingungen in Form von Strahlungen oder Kraftfeldern, die sich gemäß der Harmonik des karmischen Ausgleichs überschneiden und in Wechselwirkung treten und mit ihrer jeweiligen Schwingungscharakteristik die Art und Festigkeit der Dinge bestimmen ..."

Wo bleibt die Psyche im Feld

In der Geburtshilfe kursiert der Spruch, dass man sich in den drei Tagen vor eintretendem Vollmond vor Vampiren, Werwölfen und Schwangeren in Acht nehmen muss. Es gibt kaum einen Frauenarzt oder eine Hebamme, die in dieser Zeit gerne im Kreissaal Dienst schieben. Die sich aufbauenden Felder des Vollmondes führen neben ihrer wehenfördernden Wirkung zu Unausgeglichenheit, Gereiztheit, Ängsten usw. Diese vollmondbedingten Reaktionsformen sind seit Urzeiten den Völkern bekannt. So vermutet man im Norden unseres Landes, dass mit kommender Flut, vor allem bei Vollmond (Springtide: Sonne Erde und Mond liegen auf einer Achse) Kinder geboren werden und bei Nipptide (Sonne und Mond stehen im rechten Winkel zur Erde) alte Menschen sterben. Auch Zeiten verstärkter Sonnenwinde bewirken Müdigkeit, Unausgeglichenheit und Depression.
Das Magnetfeld der Erde wird durch den ständig anströmenden Sonnenwind stark verformt. Auf der sonnenzugewandten Seite wird das Erdmagnetfeld durch. den Sonnenwind zusammengedrückt, während auf der sonnenabgewandten Seite die Magnetfeldlinien weit in den interplanetaren Raum hinausgezogen werden. Der so entstehende Schweif der Magnetosphäre kann bis in Entfernungen von über 600.000 km verfolgt werden. Schwankungen im Sonnenwind, zum Beispiel infolge großer Eruptionen auf der Sonne, bewirken

eine ständige Veränderung der Form der Magnetosphäre. Während eines „magnetischen Sturms" kann es sogar zu einem kurzzeitigen Abreißen des Schweifs der Magnetosphäre kommen, verbunden mit starken elektrischen Strömen zwischen der Magnetosphäre und der Ionosphäre. Diese Ströme, oft mit einer Stärke von mehreren 100.000 Ampere, machen sich auch am Erdboden durch das Ausschlagen von Kompassnadeln bemerkbar. Besonders starke Stürme können hohe Induktionsspannungen in Überlandleitungen erzeugen und zum Ausfall der Stromversorgung führen. Um diese Prozesse verstehen zu lernen, ist es notwendig, die Magnetosphäre gleichzeitig in allen physikalisch wichtigen Regionen zu untersuchen. Forschungsinstitutionen vieler Länder haben daher das koordinierte, internationale Satellitenprogramm ISTP zur Erforschung der Magnetosphäre der Erde vereinbart. Ein Ziel dieses Programms ist es, mit mehreren Raumsonden gleichzeitige Beobachtungen in verschiedenen Regionen der Erdmagnetosphäre und im angrenzenden interplanetaren Raum durchzuführen. Es ist anzunehmen, dass durch die Felddifferenzen das Erdmagnetfeld in einer nicht zu vernachlässigenden Weise unsere Tag- und Nachtverfassung prägt.
Felder wirken also auf die Psyche, aber was ist Psyche im Feldbegriff? Kommen wir noch einmal auf Kurzweils Vergleich der Realität mit einem Computerspiel zurück und gehen von zwei Spielebenen aus. Die übergeordnete, steuernde Spielebene ist die Spielebene der Psyche. Sie bestimmt inwieweit und wie sie sich in der „irrealen Realitätsebene" ins Spiel integriert. Dabei gilt als Spielregel: wer zu sehr die passive Beobachterebene, das ist die Ebene der psychischen Ausgeglichenheit, verlässt und in der aktiven Realitätsebene, der Ebene des Psychostresses fixiert, verliert die Übersicht, ist manipulierbar, angreifbar und wird krank. Der gutgemeinte Spruch „Lerne loszulassen" heißt nichts anderes, als „begebe dich auf die Beobachterebene zurück".

Anwendung der Quantenmedizin in der Praxis

Eine der zentralen Aussagen in Kurzweils Buch, die bereits oben angeführt wurde, ist folgende:
Teilchen entscheiden sich offenbar erst dann, wohin sie streben oder von wo sie kommen, wenn ein bewusst wahrnehmender Beobachter sie dazu zwingt. Dieser Kernsatz unterstützt die Behauptung, dass wir unsere Realität selbst erzeugen. Realität ist also synthetisch und manipulierbar. Diese Aussage belegt nicht die Aussage der Quantenmechaniker, dass es keine Realität gibt. Sie belegt, dass es viele Realitäten gibt, was bedeutet, es gibt viele Möglichkeiten der Realisierungen
Um Kurzweils Teilchensatz zu belegen, führte ich im Rahmen meines Kurses in Baden-Baden einen Test durch, der immer und überall nachzuvollziehen ist. Man braucht dazu:

- einen bewusst wahrnehmenden Beobachter (Arzt oder Therapeuten)
- eine dem Therapeuten unbekannte Versuchsperson (Patienten)

Eine sehr interessante Beobachtung lässt sich machen, wenn man einen willkürlichen Punkt als globalen Zahnpunkt deklariert. Legt man die Spitze des Zeigefingers mit konstantem Druck auf diesen Punkt auf, so ändert sich je nach Fragestellung des Beobachters die Hautspannung und die Schmerzempfindung des Patienten. Markiert man diesen Punkt als Therapiepunkt so ist hier im Gegenzug eine Therapie möglich (Akupunktur, Neuraltherapie u.a.). Man wiederhole den Versuch mit einem Untersucher, welcher die Realisierbarkeit dieser Methode in Frage stellt und deren Ineffizienz beweisen will. Hier sind die oben genannten Phänomene nicht reproduzierbar.
Stellt man aber beide Therapeuten neben den Patienten, wobei der zweite die Aufgabe des Untersuchers übernimmt, so wird in der Regel das Muster des Therapeuten mit der größeren „Vorstellungskraft" greifen.

Projektionsfreie Medizin

Die obengenannte „willkürliche" Therapie greift auf Projektionen zurück. Es ist aber auch möglich, eine projektionsfreie Therapie zu kreieren.

Man lege hierzu je 2 Dreiecke über die vordere Körperseite und teste entlang der Dreieckslinie den RAC. Der RAC (Reflex Auriculo-Cardiac) äußert sich als Veränderung der Pulsqualität beim Patienten oder Therapeuten bei gezielter Fragestellung an das informatorische Feld (informatorischen Raum).

Positiv reagierende Punkte werden genadelt. Diese Therapie geschieht mit dem Hintergedanken des Therapeuten, eine nicht zu diagnostizierende Störung optimal zu therapieren. Mit dieser Therapie entgeht man – sarkastisch gesprochen – dem Problem, dass einer Fehldiagnose eine Fehlbehandlung folgt.

Ins Auge springt, dass sich die durch RAC gefundenen Punkte symmetrisch zur bauchseitigen Mittellinie anordnen. Alle weiteren durch Pulsreflex gefundenen Punkte ordnen sich symmetrisch in ein geometrisches Muster ein.

Im Vergleich mit der konventionellen Akupunktur zeigt die projektionsfreie Methode einen deutlich schnelleren Eintritt des Behandlungserfolges. Nachteil dieser Methode: sie braucht mehr Nadeln und setzt große Konzentrationsfähigkeit beim Therapeuten voraus.

Auch besteht die Möglichkeit über ein Dreieck auf der Stirn in gleicher Weise zu therapieren. Die Abstände der Nadeln testen sich symmetrisch zur Medianlinie in ca. 1-2 cm Abstand. Die Reaktionen der Patienten nach Stirnnadelung sind grundverschieden. Eine übergewichtige Patientin spürte bis auf einen Gewichtsverlust von 2 kg nichts. Ein Patient mit Schulterarmsyndrom verlor die Beschwerden und fühlte sich klarer im Kopf. Eine Krebs-Patientin „sah" altägyptische Zeichen und beschrieb eine vorher nie gekannte Verbesserung des Auffassungsvermögens.

Es muss noch einmal ausdrücklich betont werden, dass der Therapeut zu solchen Therapien nur fähig ist, wenn er hinter diesen steht und diese „lebt". Es reicht nicht aus, sie zu verstehen. Das gilt im Übrigen nach Ansicht des Autors auch für konventionelle Therapien.

Praktische Konsequenzen

Radiowellen existieren und haben eine Aussage. Ein Radioapparat dient als Verstärker oder Mittler. Ähnlich funktioniert die menschliche Interaktion. Unser Wesen, unsere Seele ist von physikalischer Ebene gesehen ein Feldoperator, der Radiosendungen, hierzu zählen auch Gedanken, produziert. Diese Sendungen existieren und haben eine Aussage.
Unser Körper entspricht in obigem Beispiel dem Radioapparat und dient als Verstärker und Mittler. Über ihn können wir empfangen, senden und zweckmäßige Muster übertragen.
Therapeutische Gedanken sind Felder, die also durch Feldoperatoren gebildet und über den Therapeuten katalysiert und dadurch realisiert werden.
Therapeutische Informationen sind so durch Vorstellung übertragbar. Ich erzeuge mit diesen beim Patienten eine Resonanz (Haffelders identische EEG-Muster!).
Die Vorstellung der Resonanz bedingt, dass, wenn ich als Therapeut etwas am Patienten ändere, im gleichen Augenblick etwas an mir verändere. Wir sind Teil eines größeren Systems (möglicherweise des „Organismus Menschheit oder Natur").

Im Gegensatz dazu bedingen Dissonanzen Feldverdichtungen und Handlungsbedarf.
Grundsätzlich ist es egal, wie man therapiert. Entscheidend für die Wirkung ist die Absicht des Therapeuten und dessen Überzeugung von der Wirkung der Therapie. Das Benennen einer Krankheit macht diese nur im Rahmen ihrer Bezeichnung therapierbar. Ähnlich wirkt ein Medikament nur im Rahmen seiner Deklaration. Die Wirkung eines Medikamentes setzt Bewusstsein voraus. Genauso kann ich als Arzt nur den Anteil einer Krankheit behandeln, den ich als behandlungswürdig erkannt habe. Diagnosen sind zwar aus dem dynamischen Feld abrufbar (durch Kinesiologie, RAC, Radionik, Rute ...), doch setzen sie immer eine Fragestellung voraus, die möglicherweise nur einen Teil der notwendigen Informationen abdeckt. Deshalb handelt es sich bei der projektionsfreien Therapie, der keine diagnostische Fragestellung

vorausgeht, um einen genialen Therapieansatz, den man immer einschlagen sollte, wenn man mit konventioneller Medizin nicht weiterkommt.
Fast alle schamanistischen Riten arbeiten nach diesem Prinzip: Man macht nicht, sondern begleitet hilfreich und lässt machen (Heilgesänge, Beschwörung, Austreibung des Wesens der Krankheit usw.). Durch das Machen-lassen umgeht man die Gefahr, falsche oder negative Informationen zu übertragen.

Transmitter Medizin

Was bedeutet die Synchronisation der Gehirnwellen in der Praxis. Diese Frage auf die Medizin bezogen: was bedeutet Synchronisation der Gehirnwellen von Arzt und Patient?
Der Arzt oder Therapeut hat eine Vorstellung, wie er dem Patienten helfen kann. Der Patient hat keine Vorstellung, wie im geholfen werden kann, ist aber offen und bereit für eine Heilung.
Die Vorstellung des Therapeuten kann entweder auf Hörensagen beruhen (die angewendete Methode soll bei den aktuellen Beschwerden wirksam sein) oder auf jahrelangem Studium und Erfahrung (diese Methode ist bei den genannten Beschwerden wirksam). Im ersten Fall ist die Wirkung fraglich, weil der Therapeut die positive Wirkung einer Methode vielleicht als Zufallsprodukt wertet oder anderen Therapien zuschreibt. Im zweiten Fall ist eine positive Wirkung sehr wahrscheinlich, weil diese aufgrund der positiven Erfahrungen des Therapeuten in der Regel eintritt.
Dieses Wissen oder Nichtwissen, diese Erfahrung oder Unerfahrenheit wird durch Synchronisation auf den Patienten übertragen.
Nehmen wir als Beispiel Aspirin. Wenn ich als Arzt Aspirin verordne, um dem Patienten die Schmerzen zu nehmen, wird er aufgrund meiner jahrelangen Erfahrungen, die ich unbewusst auf ihn übertrage, seine Schmerzen verlieren. Und nun wird es spannend: Bekommt der gleiche Patient von mir Aspirin verschrieben, um die Blutgerinnung zu verzögern, in der Hoffnung einem Herzinfarkt vorzubeugen, werden

seine Kopfschmerzen nicht verschwinden und der gerinnungshemmende Effekt des Aspirins wird deutlich überwiegen.
Ist der Patient nun vom Therapeuten auf die Wirkung eines Medikamentes synchronisiert oder besser ausgedrückt „programmiert“, ist die Gabe von Placebo-Medikamenten möglich.
Hierzu ein Beispiel: in einem russischen Labor wurde krebskranken Ratten ein Chemotherapeutikum verabreicht, welches mit einem Bitterstoff versetzt war. Das Medikament wirkte und der Tumor verkleinerte sich. Nun entfernte man den Wirkstoff aus dem Medikament und beließ nur die Bitterstoffe. Die zellvernichtende Wirkung der Bitterstoffe war die gleiche wie die des Zytostatikums. Das positive Ergebnis dieses Experimentes wurde damals mit psychoimmunologischen Mechanismen erklärt.
Kommen wir nun zur Gretchenfrage: brauchen wir Aspirin oder ein Chemotherapeutikum, um eine Wirkung zu erzielen? Brauchen wir überhaupt irgendetwas, um unsere therapeutischen Absichten durchzusetzen? Oder dienen uns diese Hilfsmittel nur als Transmitter, Verstärker sozusagen als Alibi-Funktion?

Bewusstsein ist die Folge des Modus Bewusstheit, eines „Wesens", das vom Willen zur Aufmerksamkeit gesteuert wird und bewirkt, dass Informationen als solche erkannt und zielgerichtet dem Geist (dem Verstand) zur Verarbeitung zugeführt werden. Wir sprechen von Bewusstsein, wenn das Ich im Zentrum steht.

Unterbewusstsein ist das Bewusstsein des Selbst mit einem enormen Informationsspeicher. Wir sprechen von Unterbewusstsein immer aus der Sicht des Ich. Es ist von der Motivation gesteuert und bewirkt, dass energetische Informationen (Gefühle und Empfindungen) zielgerichtet der Seele zur Verarbeitung zugeführt werden. Die Folge: Einem Ereignis wird Sinn und Bedeutung gegeben und kann sich in Materie ausdrücken.

Warnke[9]

Epigenetik

Im Jahr 1996 erschien mein Buch Krankheit als Ausdrucksform, in dem ich, wie in diesem Buch, die Zusammenhänge zwischen Stress und Charakterentwicklung darstellte. Unter anderem führte ich auf, dass ein bei der Zeugung unerwünschtes Kind in seinem späteren Leben zu Depression, schizoidem Verhalten und Selbstzerstörung neigt. „Das ist aber nun wirklich weit hergeholt. Wie kann ein noch nichtexistierendes Wesen durch ein Nicht-erwünscht-sein so geprägt werden, „Esoterischer Hirnkrampf". Meinem Buch wurde der Einzug in die städtische Bibliothek verweigert.
Mehr als 20 Jahre danach wurde über die Epigenetik gerade diese völlig abgefahrene Behauptung zu 100% wissenschaftlich untermauert. Sie erinnern sich vielleicht an das Jahr 1990, in dem führenden

Wissenschaftler sich vornahmen, das menschliche Genom zu dekodieren. Man konnte gerade knapp 23.000 Gene im menschlichen Genom klassifizieren, 4.000 Gene weniger, als die, die man bei einem Unkraut fand. Der Rest der Gene, und das waren 98,5 %, wurden als dirty-DNS diskriminiert. Weiser aber ist man durch das Human-Genome-Project nicht geworden. Das Projekt floppte 2004.
Jetzt stürzte sich alles auf die Epigenetik, die Lehre über die Vererbung von Veränderungen der Genregulation ohne direkte Veränderung der DNA-Sequenz. Es stellte sich heraus, dass die Bildung von DNA-Sequenz-spezifischen Eiweißen wie Hormonen und Enzymen, durch Umfeldbedingungen blockiert werden kann. Hier spielen vor allem frühkindliche Traumen, aber auch Ernährung, Drogen, erhöhte Temperatur, Kälte, klimatische Veränderungen, Gifte, Schwermetalle, Infektionskrankheiten, körperliche und psychische Traumen, Schmerz, Maßnahmen der Reproduktionsmedizin, Sport, Dauerstress und Emotionen eine wesentliche Rolle.
Aber was ist überhaupt Epigenetik und wie funktioniert Epigenetik? Ignorieren wir strahlungs- oder toxisch bedingte Genschädigung oder die neuentwickelten Gen-Scheren, so ist unser Genom durch äußere Einflüsse nicht veränderbar. 1,5 % dieses Genoms besteht aus Rezeptvorlagen für Bauproteine, Enzyme, Hormone usw., also Stoffe, die unseren Körper aufbauen, steuern und erhalten sollen. Der Rest des Genoms hat logistische Funktion und ist für das Wie, das Wo und das Wann zuständig.
Diese von unseren Eltern an uns weitergegebene Basisausstattung wird über epigenetische Anbauten an unser persönliches Umfeld und unsere Umwelteinflüsse angepasst. Der Datenträger des Genoms ist das Chromosom. Es besteht aus dem zirka 2 Meter langen Chromatinfaden, in dem die Gene als Kodierungsfolge von Basenpaaren aufgereiht sind und aus Eiweißteilchen, sogenannten Histonen, um die der Chromatinfaden unter anderem aus Platzgründen aufgewickelt ist. Acht dieser Eiweißteilchen, die den Chromatinfaden wie einen Schal um sich tragen, bilden eine kleine Kugel, ein Nucleosom. Um jetzt das Rezept für ein Eiweiß abgreifen zu können, braucht man zum einen eine Matrize (Boten-RNA) und zum andern genügend Platz, um den vollständigen Rezeptcode am Chromatinfaden ablesen zu können.

Und hier setzt die Epigenetik ein. Sie verbaut die Zugänge zur Information direkt über eine Methylgruppenanlagerung oder entfernt diese über Abspaltung. Andererseits kann auch durch Anlagerung oder Demontage von Acetyl- oder Phosphorylgruppen am Histon der Weg zur Information gehemmt oder gebahnt werden. Durch diese Vielzahl von Maßnahmen entstehen Schalterfunktionen, die beispielsweise die Produktion von Stresshormonen anschalten, ausschalten oder dimmen können.

Ein wunderschönes Beispiel für den epigenetischen Einfluss bietet die Bienenkönigin. Eine Arbeiterbiene lebt im Mittel ein bis zwei Monate. Diese Bienen werden bis zum dritten Tag nach ihrem Schlüpfen von sechs bis zwölf Tage alten Arbeiterbienen mit Weiselfuttersaft (Gelee royal) gefüttert. Danach erhalten sie Pollen und Honig. Die Maden, aus denen die Königin entstehen soll, erhalten bis zum Verpuppen und nach ihrem Schlüpfen ihr ganzes Leben lang diesen Futtersaft. Die unglaubliche Folge: Die Königin wird drei bis vier Jahre alt. Überträgt man das auf den Menschen und geht bei ihm von einer mittleren Lebensdauer von 70 Jahren für die Arbeiterin aus, so würde die menschliche Bienenkönigin ein Alter von ca. 1500 bis 3000 Jahren erreichen. Und das alles aufgrund eines „Nahrungsergänzungsmittels“. Dieser Futtersaft besteht aus allen Aminosäuren, Traubenzucker und Fruchtzucker, Fettsäuren, B-Vitaminen, Riboflavin, Nicotinsäure und Panthothensäure. Weiterhin Pyridoxin, Mesoinositol, Biotin, Folsäure, Kobalamin und Acetylcholin.

Das hört sich wohl alles ganz gesund an. Aber wo ist hier der Extrakt dieses Jungbrunnens versteckt?

Bienenkönigin und Arbeiterin haben das gleiche Genom, also die gleiche Genabfolge in den Chromosomen. Man geht davon aus, dass die Rezeptcodes bestimmter „Funktionseiweise“ (z.B. Hormone, Enzyme oder deren Vorstufen) am Chromatinfaden über Methylgruppen abgedeckt werden. Ein sogenannter DNA-Methyltransferase-Inhibitor, so nennt man einen Stoff der die Übertragung von Methylgruppen auf der DNA verhindert, wäre also für die Lebensverlängerung verantwortlich.

Die epigenetische Prägung beim Menschen erfolgt vor allem in den 12 Monaten vor und den 12 Monaten nach der Geburt.[28] „Wir sind doch keine Esel, die ihre Fohlen 12 Monate austragen!“ werden Sie kontern. Nein, was ich damit betonen will, ist, dass drei Monate vor der Zeugung des Kindes, die Lebensumstände der Eltern schon einen entscheidenden Einfluss auf das Verhalten und die Gesundheit des noch nicht existenten Kindes haben. In dieser Zeit vor der Zeugung werden das in Eizelle und Sperma vorhandene Genom, beispielsweise über Fehlernährung, väterlichen oder mütterlichen Stress so vorprogrammiert, dass sie nach der Zeugung dem kindlichen Körper vorgaukeln, in einer bedrohlichen Welt zu leben. Schon im Mutterleib werden dann Fluchtmechanismen entwickelt, die geistige Entwicklung des Kindes verzögert sich[29] und feinmotorische Fähigkeiten, des Kindes 10 bis 17 Jahre später sind eingeschränkt. Spiegel Online schreibt:[30] pränataler Stress hebt beim Ungeborenen den Stresshormonspiegel dauerhaft an und beschleunigt die Hirnreifung. Und zumindest der dauerhafte erhöhte Stresshormonspiegel sei ein wesentlicher Faktor für spätere Depressionen und andere Krankheiten.

Welche Werkzeuge könnten zur Epigenetischen Prägung dienen?

1. Ein wichtiger Aspekt bei der epigenetischen Prägung kann die sogenannte Herz-Kohärenz sein. Das elektromagnetische Feld des Herzens ist das stärkste rhythmische elektromagnetische Feld, das vom Körper erzeugt wird.

Der Zellbiologe Dr. Glen Rein kam auf die Idee, dass die Gestalt und die Veränderungsfähigkeit der DNA-Struktur ein gutes Substrat für die Prüfung der Fähigkeit von Geistheilern sein könnte, die biologischen Systeme zu beeinflussen. Das Auf- und Abwickeln der DNA zur Bereitstellung der Protein-Codes wird durch Änderung der Absorption von UV Licht bei 260 nm gemessen.

Dieses Verfahren nutzten McCraty und Atkinson[31] vom HeartMath Research Center in Boulder Creek. Es wurde eine Studie mit Menschen durchgeführt, die über das HeartMath Center Techniken gelernt hatten, Gefühle von Liebe und Wertschätzung zu erzeugen. Ihre Herzschlagfolge veränderte sich während dieser „Gefühlsschöpfung“ von einer ungeordneten in eine geordnete, kohärente Schlagfolge. Dabei steuerten die Probanden die in Reagenzgläsern

aufbewahrte DNA an. Je nachdem, ob mit dieser Gefühlsmanipulation Strukturveränderungen der DNA gewünscht waren oder nicht, traten die Veränderungen in der Chromatin-Struktur signifikant ein. In einigen Fällen wurden Veränderungen der Chromatin-Struktur bis zu 25 Prozent beobachtet. Im Gegensatz dazu zeigte die Kontrollgruppe keinen signifikanten Anstieg der Herzkohärenz und erzeugte keine signifikante Veränderung der DNA-Struktur.
Eine weitere Versuchsreihe sollte zeigen, ob die DNA über größere Entfernung absichtlich beeinflusst werden kann. Bei diesen Fernversuchen befand sich der Proband, der versuchte die DNA zu beeinflussen eine halbe Meile von dem Labor entfernt, in dem die DNA getestet wurde. Die Experimente wurden blind durchgeführt, da der Experimentator nicht über die Absicht des Versuches aufgeklärt wurde.
Die Autoren dieser Studie gehen davon aus, dass das DNA-Molekül auf der Ebene unseres psychischen Körpers in jeder Zelle als Antenne und Demodulator wirkt. Das heißt, das Signal wird aus einer zuvor modulierten Trägerschwingung herausgefiltert und damit verständlich.
Wenn meine Vermutung stimmt, dass der Fötus sich in der Schwangerschaft mit den Hirnwellen der Mutter synchronisiert und die Mutter mit Gefühlen von Liebe und Wertschätzung das Kind umgibt, kann während der Kindesentwicklung positiv denkender Mütter eine Umprogrammierung durch Entfernen der Methylgruppen stattfinden (vor allem in der Schwangerschaft).

2. Wissenschaftler der Uni Cambridge konnten nachweisen, dass der Blickkontakt mit einem Säugling dazu führt, dass die Gehirnwellen von Erwachsenen und Säuglingen sich gleichschalten.[32]
Die Wissenschaftler glauben, dass sich hierdurch die Kommunikation und die Lernfähigkeit des Säuglings verbessert. Böse gesprochen, der Säugling liest das Gehirn der Mutter aus und eignet sich Ihre Art zu denken an. Mit hoher Wahrscheinlichkeit beginnt diese Synchronisation nicht erst nach der Geburt, sondern schon im Mutterleib. Die intrauterin erlernte Art zu denken, bestimmt im späteren Leben die Neigung zu aktivem oder passivem Verhalten, zu negativem oder

positivem Denken. Auch wurde nachgewiesen, dass die Synchronisation der Gehirnzellen von Erwachsenen einen positiven Einfluss auf deren Kommunikation hat.
Es kommt zur Gleichschaltung bei Erwachsenen durch längeres gegenseitiges Sich-in-die-Augen-Sehen.[33]
Aus eigener Erfahrung nach 45-jähriger Ehe fällt mir auf, dass meine Frau in der Regel das ausspricht, was ich gerade denke. Und da brauchen wir uns nicht mal dabei in die Augen zu sehen.
Es war für mich schon immer ein Rätsel, warum gerade der erste gezielte Blickkontakt zu einer mir unbekannten Person in mir gute oder ungute Gefühle auslöst. Könnte es sein, dass es sich um einen ersten Schlagaustausch handelt? „Synchronisieren wir, oder lassen wir es besser sein?"
Eines der Schlussfolgerungen aus dieser Studie war, dass der gegenseitige Augenkontakt eine entscheidende Komponente für persönliche soziale Interaktionen ist, und dass er den beiden Individuen ermöglicht, sich zu einem singulären zusammenhängenden System zu verbinden und damit ihre epigenetische Prägung, ihr Epigenom, zu „entstressen".
An dieser Stelle stellt sich die Frage, ob nicht alleine das „Händchenhalten" oder die intime Beziehung zwischen Personen zur Synchronisierung von zwei Gehirnen beiträgt.
Aber es geht auch in die andere Richtung. Wenn ich in meiner Praxis Patienten behandele, die ich von ihrer Art her nicht ausstehen kann, habe ich auch mit den potentesten Therapieanwendungen wenig bis keinen Erfolg. Und das liegt auf keinen Fall an der Art der Therapie. Nein, die Bedingungen für das obengenannte, singuläre, zusammenhängende System müssen erfüllt sein.

3. Zur Synchronisierung der Hirnwellen existieren noch weitere Beispiele und Untersuchungen.
Der Physiker und Psychologe Günter Haffelder analysierte beginnend mit dem Jahr 1979 menschliche Gehirnwellen. Er entwickelte hierzu eine neue Variante der Elektro-Enzephalographie, die in der Medizin normalerweise gemessenen EEG-Potentiale in ihre einzelnen Frequenzanteile zerlegt. „Mit ihr konnten vor allem die Deltawellen und

die Aktivitäten des limbischen Systems besser untersucht werden. Dabei sind nicht nur die unterschiedlich starken Gehirnaktivitäten klar ersichtlich, sondern es werden auch die Frequenzbereiche dargestellt, in denen diese Aktivierungen stattfinden. Der Beta-Bereich steht dabei für die wache, nach außen gerichtete Aufmerksamkeit mit hoher Konzentration, der Alpha-Bereich für die entspannte, konzentrierte, nach innen gerichtete Aufnahmebereitschaft und der Theta-Bereich für Visualisierung (das Sehen von inneren Bildern). Dem Delta-Bereich, gemessen in der Nähe des limbischen Systems, kommt durch dieses Messverfahren eine neue wichtige Bedeutung zu. Er steht nicht nur für Schlaf, sondern beschreibt auch alle kommunikativen, zwischenmenschlichen Interaktionsprozesse, die nonverbal ablaufen." (Haffelder)

Die Deltawellen haben auch bei der Geistheilung eine besondere Bedeutung. Treten Deltawellen im Wachzustand auf, wird deren Auftreten aus medizinischer Sicht als krankhaft bezeichnet. Normalerweise treten sie nur während traumloser Schlafphasen auf. Für viele Phänomene wie Trance, Hypnose und Geistheilung ist aber die Zunahme ihrer Aktivität kennzeichnend.

„Die typischen Veränderungen im Delta-Rhythmus sind bei solchen Phänomenen ein Träger für Informationen", erklärt der Gehirnforscher und meint damit heilsame bzw. harmonisierende Vorstellungen, Bilder oder ähnliches, die während einer Behandlung im Gehirn des Heilers (Therapeuten) entstehen und auf den Patienten übergehen.... Danach beginnen die Gehirnwellen des Heilers genau in jenen Bereichen stärker zu pulsieren, in denen beim Patienten Defizite oder Disharmonien bestehen. Außerdem sind spezielle Impulse im Deltawellenbereich beim Heiler und nahezu simultan beim Patienten erkennbar ...[34]

Haffelder begleitete mit seinem Apparat eine Fernheilung. Die Geistheilerin war über 300 km von der Probandin entfernt. In dem Moment, in dem die Heilerin in Göttingen mit der Therapie begann, traten im EEG der Patientin höhere Potentiale von Theta- und Deltawellen auf. Die Geistheilerin und ihre Patientin synchronisierten die „Heilsoftware", das Heilprogramm, wurde installiert.

Im Februar 2001 nutzte ich die Möglichkeit in Wuppertal im Nathal-Institut eine „Engelführung" zu machen. Ich weiß nicht mehr, wer mich auf die Idee gebracht hatte. Ich erwartete nichts und lies mich überraschen. Geleitet wurde die Sitzung von Frau Dr. Gertje Lathan. Sie war eine ausgesprochen liebe Person und strahlte eine gewisse Mütterlichkeit aus. Vor der Tätigkeit in ihrem Institut war sie in der Rehabilitationspsychologie und Psychiatrie tätig.

Der Kurs ging über 5 Tage. Die Teilnehmer lagen auf bequemen Liegestühlen und hörten Frau Lathan zu. Ich erinnere mich an eine Sitzung besonders. Ich sollte mir vorstellen, dass ich zum Strand ging. Dort fand ich einen Anlegesteg und aus der Ferne kam ein Schiff, auf dem mein Engel anreiste. Dieser führte mich zu einem kleinen See in dem ich mich reinigte, um dann in einem Haus nahe am See, mich auf eine Liege zu legen und auf einen Lichttunnel zu warten, durch welchen ich in den ersten Stock des Gebäudes befördert würde. Dort fände ich mehrere Türen. Eine dieser Türen sollte ich dann öffnen. Soweit die Theorie.

Gut, ich schloss meine Augen, ging zum Strand und visualisierte ein Schiff mit einem Engel darauf. Der Engel kam mir bekannt vor. Ich wusste jedoch nicht, ob und wo ich ihn jemals zuvor gesehen hatte. Er begleitete mich zum See, half mir dabei meinen Rücken zu waschen und ich ging blitzeblank sauber zum Haus, wo ich mich auf die fiktive Liege legte und auf das Licht wartete. In den Behandlungen, die die Tage vorher stattgefunden hatten, war hier für mich die Endstation. Aber an diesem Tag spürte ich plötzlich körperlich eine immense Beschleunigung auf mich einwirken, vergleichbar einem Astronauten, der in einer Rakete gestartet wird. Ich wurde in einen Wirbel aus Licht gehüllt und kam auch im ersten Stock dieses fiktiven Hauses an. In meiner Vorstellung müsste ich viel höher geschleudert worden sein. Ich war von diesem Geschehen so überrascht, weil ich mit so etwas nicht gerechnet hatte, dass ich vergaß, wie es jetzt weitergehen sollte. Als mir das klar wurde, schleuderte mich irgendetwas mit noch größerer Wucht wieder ins Erdgeschoss zurück. Wow!

Haffelder begleitete mit seinem EEG eine solche Sitzung in Wuppertal. Die von ihm ermittelten Ergebnisse zeigen die folgenden Abbildungen. Achten Sie auf die Synchronisierung beider Hirnhälften.[35]

Beginn der NATHAL-Übung

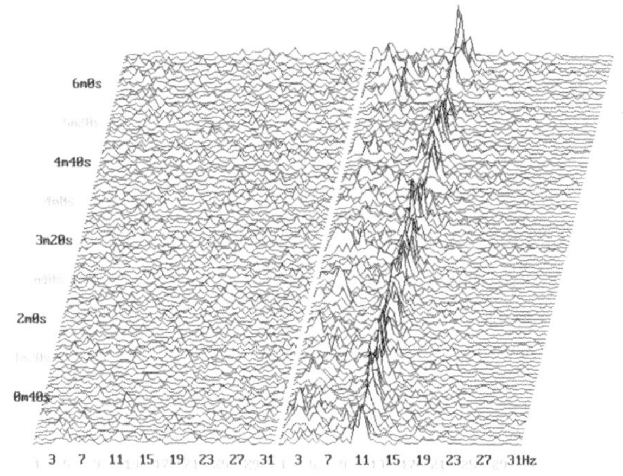

Proband erlebt Licht

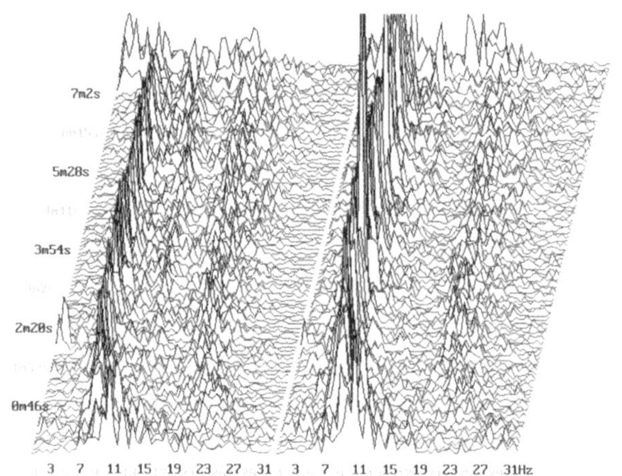

Proband ist danach auf einer anderen Ebene

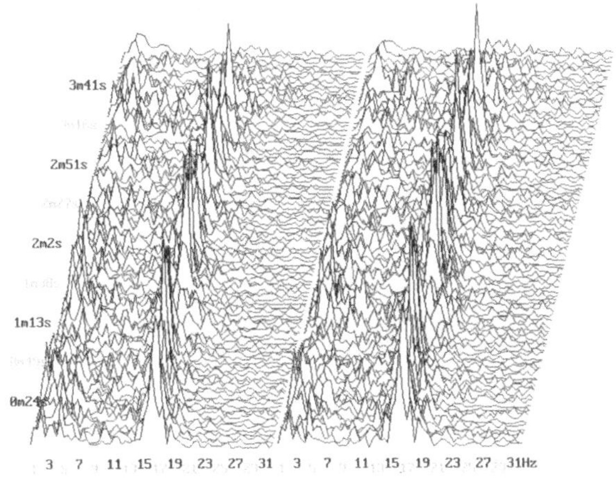

Was wird wann geprägt und festgelegt?

Der Brite David Barker und der Deutsche Günter Dörner waren davon überzeugt, „dass Gesundheit und Krankheit eines erwachsenen Menschen sich erst aus der Perspektive seiner eigenen frühkindlichen Entwicklung vollständig erklären lässt.“ [36,37]
Arthur Janov schreibt dazu: „Was also ist die Prägung/Einprägung? Sie ist eine Erinnerung, ein Ensemble aller Umstände im Umkreis eines zentralen widrigen Ereignisses; eine Erinnerung eines frühen eingekapselten Traumas. Aber es ist nicht einfach eine „Erinnerung“ im üblichen Sinn von Rückruf oder aktivem Zurückgehen, um gewollt etwas in der Vergangenheit Vergessenes wiederzufinden. Es ist ein biochemisch versiegeltes Ereignis, das uns in alle Ewigkeit beeinflusst. Es ist deshalb so wichtig, weil es die Persönlichkeit bestimmt, Krankheit, Lebensdauer und viele andere Facetten unseres Lebens. Es steuert unser Verhalten, definiert die Art von Krankheit, an der wir leiden werden, ob Alzheimer oder Krebs. Wenn wir einmal die Natur der Prägung verstanden haben, begreifen wir, dass in der Therapie ohne Änderung der Prägung keine grundlegende Persönlichkeitsveränderung stattfinden kann.“ [38]

Hirnstrukturen

Andrew Newberg und Robert Waldman, zwei renommierte Neurowissenschaftler, berichten in ihrem Buch „der Fingerabdruck Gottes – Wie religiöse und spirituelle Erfahrungen unser Gehirn verändern“, dass je mehr wir über Gott nachdenken, desto mehr verändern wir – über die Fähigkeit des Hirns, die Leitungsbahnen bedarfsgemäß neu auszurichten – unsere Neuralkreisläufe im Gehirn.
So scheinen intensives und längeres Nachdenken über Gott und andere spirituelle Werte, die Struktur jener Gehirnteile dauerhaft zu verändern, die für die Kontrolle unserer Stimmungen zuständig sind, unser Selbstgefühl erwecken und unsere Sinneswahrnehmungen der Außenwelt bestimmen.[39]

Wie funktioniert unser Ich?

Nach neusten Forschungsergebnissen projiziert sich der Sitz unseres Ichs ins Frontalhirn. In den rechten präfrontalen Cortex (PFC) ist die Funktion des Willens projiziert. „Ich will, also bin ich“. Der linke und der rechte PFC prägen unsere Stimmung. Die Aktivierung des PFC erfolgt über Neugier (Gier auf etwas Neues). Er ist der Pförtner, der unserer Wahrnehmung Zutritt verschafft und mit Hilfe zweier Netzwerke (Default-Mode-Network (DMN) und Anti-Correlated-Network (ACN)) zwischen Alltags- und Traumwelt hin und her schaltet. Die Hardware eines solchen Netzwerkes setzt sich aus Neuronen, Neurotransmittern, Hormonen und Rezeptoren zusammen.
Bei den Schaltphasen handelt es sich logischerweise um die Einschlaf- und die Aufwachphase. In der Schlafphase ist das DMN eingeschaltet, der präfrontale Cortex und die Wahrnehmung von Außenreizen abgeschaltet und es laufen nur noch vegetative Routinen, ähnlich wie bei einem Autopiloten. Zur Hardware des DMN gehören der PFC, der hintere cinguläre Cortex, der Precuneus (Stärkung und Schwächung des Wahrnehmungsvermögens), der mittlere Schläfenlappen (Verhältnis zu unserem Umfeld) und der Hippocampus (Verarbeitung von Angst und Negativität).

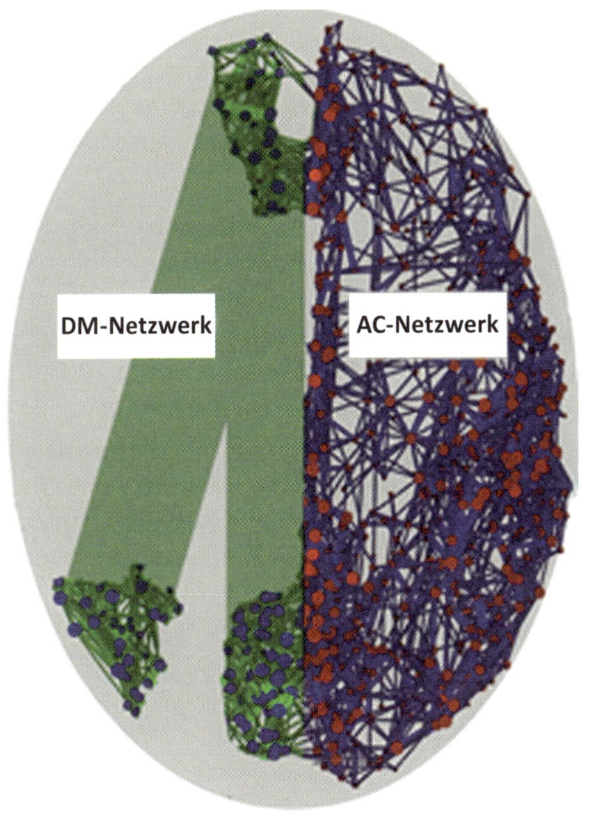

Die Abbildung zeigt je zur Hälfte die oben erwähnten neuronalen Schaltkreise DMN und ACN mit ihren Knotenpunkten (modifiziert nach Sporns, Network overlay und The Human Connectome, Hagmann und Sporns)

Der PFC gibt in der ACN-Phase, also im Wachzustand, alle von außen empfangenen Signale an den Thalamus weiter. Der überprüft diese Sinneswahrnehmungen auf Realität und gibt diese nach Freigabe durch den PFC an andere Hirnteile zu Verarbeitung weiter.
Negative Eindrücke werden vom PFC direkt an den Mandelkern, die Amygdala, das Alarmzentrum, weitergeleitet. Es entsteht Angst. Der PFC ist der oberste Regler für das Limbische System und die damit verbundenen Emotionen.
Ist der linke PFC stark aktiviert, dann ist der Mensch energiegeladen, gut gelaunt und fühlt in der sozialen Gemeinschaft beliebt. Im Geschäftsleben und im Umgang mit Freunden und Partnern ist er erfolgreich. Eine zu starke Stimulanz führt zur Manie.
Bei Etwa 80 Prozent der Depressionskranken sind die Nervenzellen im linken PFC eingeschränkt aktiviert.
Ist dagegen die rechte Seite des PFC aktiv, überfallen die Person negative Emotionen, wie Ärger, Angst, Traurigkeit, Nervosität, Besorgnis, Zaghaftigkeit, Negativität, Unentschlossenheit, Gereiztheit und Panik. Selten gibt es für diese Menschen Glücksmomente und Freude. Bleibt die Aktivität der rechten Seite gegenüber der linken auf Dauer erhöht, kommt es zur klinisch relevanten Depression. Die Menschen sind davon überzeugt, ihr Leben nicht im Griff zu haben[9].

Portale

In einer für Mediziner maßgebenden Leitlinie (S3-Leitlinie/NVL Unipolare Depression von 2009) wird darauf hingewiesen, dass vor allem der linke Vagus-Nerv in Verbindung mit dem Limbischen System steht. Das heißt, dass auch alle mit dem Vagus verbundenen Organe über den Vagus Meldungen (über den rechten PFC) an das Limbische System abgeben können. Im Umkehrschluss sollte aber dann auch das Limbische System Informationen an die betroffenen Organe weiterleiten dürfen. Dadurch erscheint die Arbeit von Gershon et al. (In GEO 20.10.2000 „Neurologie: Wie der Bauch den Kopf bestimmt“) unter neuem Licht. Wahrscheinlicher als dass der Darm in der REM-Phase die Schwingungsfrequenz an das Frontalhirn weitergibt, ist, dass das Limbische System über den Vagus die Impulse, die es empfängt, an alle parasympathisch innervierten Organe weiterleitet. Unter anderem auch an Penis und Klitoris. In der REM-Phase kommt es in diesen Bereichen zur Erektion und verstärkter Befeuchtung. Es muss an dieser Stelle ausdrücklich betont werden, dass die Ursache dieser Erektion nicht in sexueller Erregung liegt. Selbst Männer, die krankheitsbedingt keine Erektion mehr haben, erigieren. Die drei bis fünf nächtlichen Erektionen finden also zum Zeitpunkt des Datentransfers statt.

Aber, werden Sie mit Recht fragen, welchen Sinn macht das?

Bewiesen ist, dass in der REM-Phase prozedurales (Verhaltens-) Gedächtnis und in der NonREM-Phase während des Tiefschlafes deklaratives Gedächtnis (Wissensgedächtnis) im Hirn verankert werden.

Nicht bewiesen und in der nahen Zukunft wahrscheinlich auch nicht beweisbar ist, worüber dieses Wissen in der REM-Phase aus dem organisatorischen Feld abgegriffen wird oder von wo aus die Impulse hierfür ausgehen.

Aus der indischen Medizin kennen wir zwei Chakren, die primär für die Aufnahme und Abgabe von Informationen in Frage kämen. Es sind das Wurzel Chakra und vor allem das Kronenchakra, welche diese Funktion abdecken sollten. Als Westler reagieren wir bei solchen Vermutungen kritisch und fragen natürlich sofort nach den Strukturen, die eine solche Aufgabe leisten können. Eine Antenne muss her. Und tatsächlich finden wir im Bereich des Schädels und des Unterbauches solche ins Auge springenden Antennen-Konstrukte.

Es ist mir voll bewusst, dass die nun folgende Erklärung eine, vorsichtig ausgedrückt, einfache Erklärung ist. Doch sie weist einen gewissen Charme auf.

Schauen wir uns die Abbildungen auf Seite 85 an.

Rechts oben ist eine einfache Dipolantenne abgebildet. Sie besteht aus zwei parallellaufenden Leitern, die zu einem C gebogen und an beiden Enden miteinander verbunden sind.

Daneben wird die doppelt-C-förmige Struktur des Fornix im Limbischen System dargestellt. Es handelt sich um die gleiche Formgebung, die jedoch nur im oberen vorderen Bereich zusammengeführt

ist. Links oben werden die Eichel, der Körper und die Schenkel der Klitoris dargestellt. Es handelt sich dabei ebenfalls um eine doppelte C-Struktur. Eine ähnliche Abbildung ergäbe sich auch bei der männlichen Ausführung. Legt man nun horizontal Schnitte durch diese Strukturen ergeben sich Entsprechungen, die zum Verwechseln ähnlich sind (mittlere und untere Abbildungsreihe). Dabei fällt auf, dass nicht nur die stärker innervierten Anteile sich entsprechen, sondern auch die vaskulären Bereiche fast identisch lokalisiert sind.
In der REM-Phase wird mit hoher Wahrscheinlichkeit die Beckenbodenantenne durch über die von parasympathischen Fasern ausgelöste Erektion zugeschaltet. Das Wurzel Chakra ist aktiviert, kann Informationen abgreifen und über die sakralen parasympathischen Nerven an das Frontalhirn weitergeben. Ob zu diesem Zeitpunkt die Fornix Antenne im Limbischen System ebenfalls aktiviert ist, bleibt offen.
Diese Portale zum Abgreifen höherer Informationen stehen uns aber auch in der Wachphase zur Verfügung. Bei der Vereinigung zweier Menschen handelt es sich nicht nur um banalen Geschlechtsverkehr, sondern um einen Informationsabgleich über die Antennen der Geschlechtsorgane. Auch über das limbische System ist es möglich, direkt Informationen auszutauschen. Auge, Ohr und Nase sind die mit dem Limbischen System verbundenen Sonden, die die dem Limbischen System zugedachten Emotionen auslösen. Diese sind jedoch nur der Rauch des Feuers, die kleine Nebenwirkung der Informationsübertragung. Auch Informationen, die wir nicht als Informationen wahrnehmen, lösen Emotionen aus, sei es der gezielte Blick in die Augen eines anderen Menschen, egal in welcher Entfernung er sich befindet, der Klang einer Stimme, der Rhythmus der Musik, die Pheromone im Schweiß des Gegenübers. Aber wie gesagt, es ist nur der Rauch des Feuers in uns, welches durch die Informationsflut ausgelöst wird.

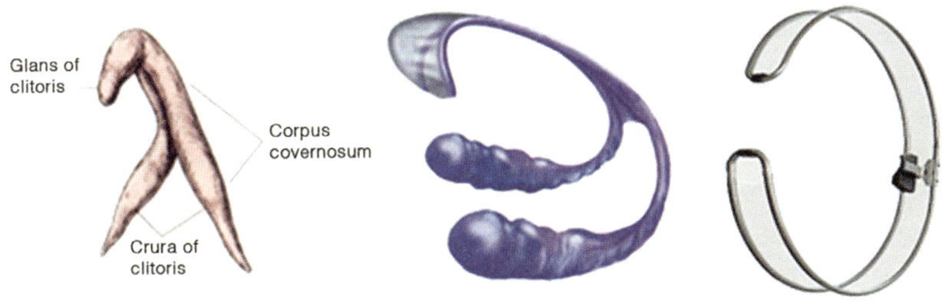
Glans of clitoris
Corpus covernosum
Crura of clitoris

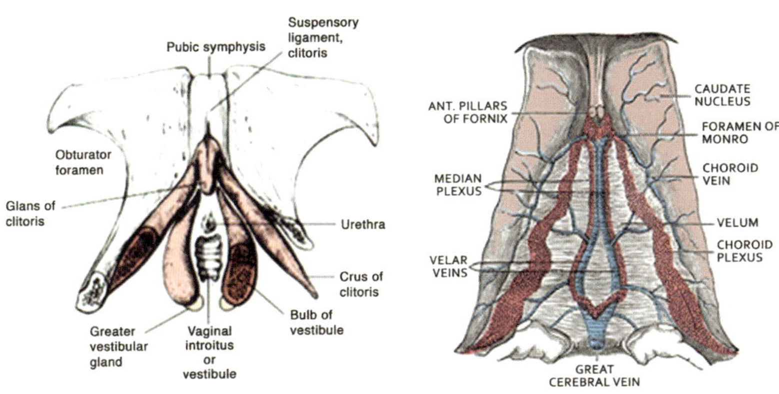
Suspensory ligament, clitoris
Pubic symphysis
Obturator foramen
Glans of clitoris
Urethra
Crus of clitoris
Bulb of vestibule
Greater vestibular gland
Vaginal introitus or vestibule
CAUDATE NUCLEUS
ANT. PILLARS OF FORNIX
FORAMEN OF MONRO
CHOROID VEIN
MEDIAN PLEXUS
VELUM
CHOROID PLEXUS
VELAR VEINS
GREAT CEREBRAL VEIN

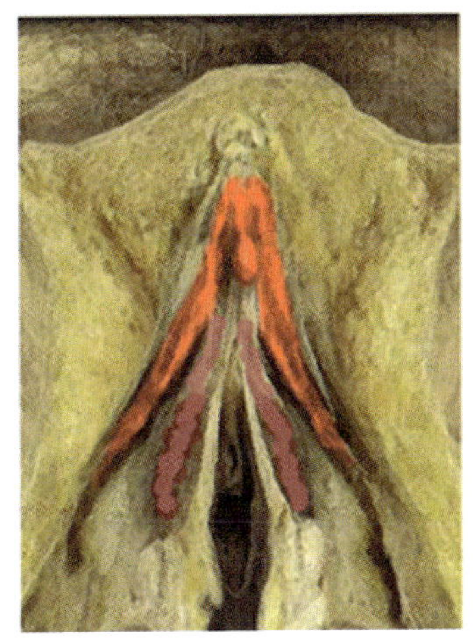

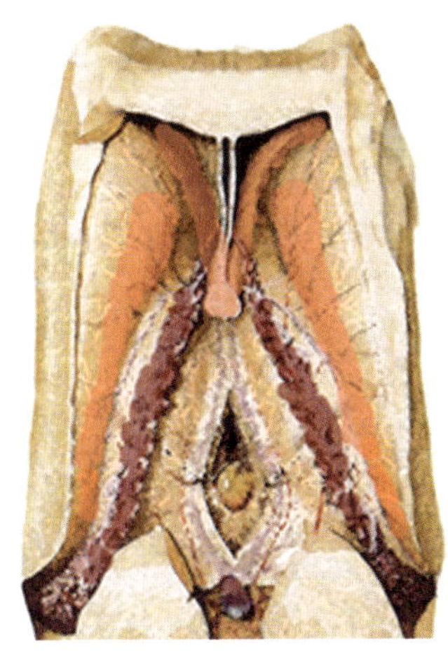

<u>Was</u> bewirkt die epigenetische Umprogrammierung und was *<u>bewirkt</u>* die epigenetische Umprogrammierung?

Sie sehen, diese Frage ist doppeldeutig. Sie bezieht sich zum einen auf die Ursache und zum andern auf die Auswirkung der Umprogrammierung.
Die Widersprüchlichkeit der Quantenzustände, entweder Teilchen oder Welle, findet man auch in unserer Wirklichkeit. Übertragen wir dieses Bild auf die Frage „genetische oder epigenetische Prägung", so finden wir eine gewisse Analogie: Materielle Struktur gleich Rille der Schallplatte gegenüber der durch Abspielen hörbaren Musik. So oder so ähnlich hat es Dürr geschildert.[40]
Dürrs Gedankengang ist für das Jahr 2000, in dem er diese Aussage machte, großartig. Aber führen wir die Gedanken weiter. Wahrscheinlicher ist es, dass durch situationsbedingte Spannungsdifferenzen im Feld hier Krümmungen entstehen, die je nach vorhandener Ausgangslage des Individuums CH3-Gruppen ermöglichen an Chromatinfäden „anzuploppen" oder „abzuploppen", soll heißen in Bindung zu gehen oder sich zu lösen. Damit stellt das Epigenom nur das Abbild unserer Programmierung dar. Es ist ein materiell umgesetzter Erfahrungswert, der seinerseits Verhalten und Gefühle verändern kann. Warnke sieht es so: Wenn man zum Beispiel „kuschelbedingt" das Hormon Oxitocin ausschüttet, wird aus dem Feld das dazugehörige Gefühl abgerufen. Das Oxitocin koppelt an einen Rezeptor, der Rezeptor baut quantenphysikalische Momente auf. Und schon kommt es im Feld, welches auch in mir ist, zu dem Gefühl.[9]

Es gibt mit hoher Wahrscheinlichkeit Grundsituationen, die zu epigenetischen Veränderungen führen. Lowen spricht von nicht verarbeiteten Konflikten, die sich als segmentale Störung zeigen. Die traditionelle Chinesische Medizin spricht von Energie-Ungleichgewichten und kommt damit der Auffassung der Quantenmechanik schon verdächtig nahe. Für mich war und ist es wichtig, die Theorien und Denkungsweisen Alexander Lowens und das Wissen der Chinesischen Medizin mit den Erkenntnissen der modernen Epigenetik zu verbinden. Wenn ich in dieses Konstrukt meine Erfahrungen aus über 50 Jahren Medizin und 45-jähriger Arzttätigkeit einfließen lasse, entsteht hierdurch eine große, potente, psychosomatische Datenbank mit vielen Antworten auf bisher unbekannte Ursachen und Verknüpfungen.

Bekannt ist, dass vorgeburtlicher Stress des Vaters (vor der Zeugung) und der Mutter (vor und nach der Zeugung) zu Methylierungen am Chromatin des Kindes führt. Warum das geschieht, ist bekannt (Anpassung an die Umwelt). Aber welcher Mechanismus bestimmt, wo methyliert wird. Der erhöhte Cortisolspiegel der Mutter und später der des geborenen Kindes kann es nicht alleine sein. Wir benötigen zur Erklärung ein neues Modell. Das „alte" Qi-Modell der Traditionellen Chinesischen Medizin bietet sich an. Es muss nur auf den heutigen Stand der Quantenmedizin aufgerüstet werden. Am großen täglichen Energiekreislauf nehmen 12 Meridiane teil. Es handelt sich dabei um 12 Steuerungsprogramme (ähnlich den Befehlen der Fernsteuerungen: links-rechts, nach oben, nach unten usw.), die in der Zeit ihrer höchsten Feldstärke ihre Steuerungsbefehle auf die Körper- und Hirnfunktion über epigenetische Techniken übertragen können. Ein zweites, dreiwöchentlich wechselndes Programm geht mit den täglichen Programmen ab dem Zeitpunkt der Zeugung in Resonanz. (siehe Schema Seite 96)

Das Universum ist ... ein ungeheures Feld elektromagnetischer Energie. Daher besteht die Gesamtheit der bedingten Existenz aus Energieschwingungen in Form von Strahlungen oder Kraftfeldern, die sich gemäß der Harmonik des karmischen Ausgleichs überschneiden und in Wechselwirkung treten und mit ihrer jeweiligen Schwingungscharakteristik die Art und Festigkeit der Dinge bestimmen ...

Clifford[27]

Die Funktionskreise, das Wort Gottes und das Quantenfeld

Sie lesen die Überschrift und denken: Jetzt hat er ganz seinen Verstand verloren und in gewisser Hinsicht haben Sie recht.
Was hat Chinesische Medizin mit Religion und mit Quantenphysik zu tun? Nun, mit Verstand kommt man an dieser Stelle nicht weiter, unsere Intuition wird benötigt.
Wir können das auch so formulieren: Wir verlassen jetzt den Intellekt auf der Ich-Ebene und tauchen in die Gefühlebene ein.
Schauen wir in die Bibel, so steht bei *Johannes 1-4:*

Am Anfang war das Wort ... und das Wort war Gott ... Alle Dinge sind durch dasselbe geworden.

Wenn man diesen Text wörtlich nimmt, so muss man verstandesmäßig zu dem Schluss kommen, dass der Urtext entweder miserabel übersetzt wurde oder keinen Sinn ergibt. Der Sinn dieser Worte muss erfühlt werden.
Lassen wir diese Aufgabe nicht einem Theologen, sondern einem Physiker zukommen.

„Ah“, sagt dieser, „der Sinn ist doch offenbar. Da nach *Einstein* Energie gleich Masse mal dem Quadrat der Lichtgeschwindigkeit ist ($E=mxc^2$), muss die Interpretation lauten:

Am Anfang war Energie, das Feld ... und die Energie war Ordnung ... Alle Dinge sind aus geordneter Energie entstanden.

„Nein“, sagt der Theologe, „wo bleibt bei dieser atheistischen Auslegung Gott?“
„Stell dir den Menschen als geordnetes Energiefeld vor“, sagt der Physiker, „als ausgeglichenes Feld ohne Spannungsdifferenzen, ohne Potentialabfälle, dieser Mensch ist in deinem Sinne in Gott. Jetzt lege ich dieses Feld in die Nachbarschaft von Feldern mit Spannungsdifferenzen und dadurch mit Polbildungen nach außen. Sofern unser Feld in sich ausgeglichen ist, werden diese polaren Felder keinen Einfluss ausüben können.“
„Sofern wir aber unausgeglichen sind“, sagt hierauf der Theologe, „spüren wir eine Spannung, sprich das Gewissen, in uns, wenn wir polaren Feldern ausgesetzt sind.“

Capra schreibt in seinem Tao der Physik zum Feld:

„Wie in der Feldtheorie ist das Feld – oder das Ch‘i – nicht nur die grundlegende Essenz aller materiellen Objekte, sondern es trägt auch die gegenseitigen Wechselbeziehungen in Form von Wellen.“

Thirring schreibt zum Feldbegriff:

„Die moderne theoretische Physik ... hat unser Denken vom Wesen der Materie in andere Bahnen gelenkt. Sie hat den Blick von dem zunächst sichtbaren, nämlich den Teilchen, weitergeführt zu dem, was dahinterliegt, nämlich dem Feld. Anwesenheit von Materie ist nur eine Störung des vollkommenen Zustandes des Feldes an dieser Stelle, etwas Zufälliges, man möchte fast sagen nur ein Schmutzeffekt. Dementsprechend gibt es auch keine einfachen Gesetze, welche die Kräfte zwischen Elementarteilchen beschreiben ... Ordnung und Symmetrie sind in dem dahinterliegenden Feld zu suchen.“

Über das Zusammenspiel von Feld, Raumzeit und Existenz zitiert *Meinhold* in seinem Buch „Der Wiederverkörperungsweg" aus einem Tonbandmitschnitt unter einer Reinkarnationtherapie:

„Die Welt existiert letzten Endes nur im Geist, wenn man's ganz extrem nimmt. Die Schwingungsebene schafft diese Gedankenkraft, schafft Strukturen, die wiederum in uns die Vorstellung der Raumzeit erzeugen. – Das nennen wir Materie. Im Prinzip ist es nicht nur bloß eine Krümmung irgendwelcher Raumzeit, sondern auch die Raumzeit ist nur eine Vorstellung des Geistes, praktisch die subtilste Energieform. Und die Ausprägungen, die in diesem Gitter für uns wahrnehmbar sind, nennen wir Welt.
...Was wir Materie nennen, ist nur eine Strukturierung der Raumzeit. Und das wiederum sind, wie auch alle Naturgesetze, nur Strukturen, die durch diese Geistesenergie festgelegt sind; als Strukturen aber nur, wohlgemerkt, es ist nicht deterministisch. Es ist wie im Kino; wenn der Projektor Photonen an die Wand wirft, erzeugen wir aus den Energiestrukturen der Photonen das Bild, wie wir die Welt sehen. Und so sehen wir das auch, erzeugt über Strukturen der Raumzeit, die wir auch nur abstrakt erfahren können. – Wir können eigentlich jederzeit über diese Raumzeit hinausgehen. Wir sind am Schluss darin gefangen, weil wir Rezipierende sind und nicht mehr Schaffende. Deswegen werden wir zu einem gewissen Zeitpunkt – zum In-der-Welt-Sein gelangen, in dem wir auf das Betrachten Priorität legen. – Ja, so kommen wir in die Welt, die Betonung liegt auf „in". – Es wird eigentlich nie etwas geschaffen und nie vergeht etwas. – Nur wenn ich mich in eine Vorstellung so intensiv hineinbegebe oder so intensiv mitschwinge, dass ich am Schluss selber so bin, dann bin ich Gefangener. Wie ich mich in eine fixe Idee hineinsteigere; wenn ich eben betrachte und nicht mehr schöpfe ..."

„Im Altertum und im Mittelalter war das chinesische physikalische Universum ein vollkommen kontinuierliches Ganzes. Zu greifbarer Materie verdichtetes Chi war nicht teilbar in irgendeinem wichtigen Sinn, aber individuelle Objekte agierten und reagierten mit allen anderen Objekten in der Welt auf wellenähnliche oder vibrierende Weise, die letztlich vom rhythmischen Wechsel auf allen Ebenen der beiden Fundamentalkräfte YIN und YANG abhängt. Individuelle Objekte haben somit ihre inneren Rhythmen. Und diese waren in das allgemeine Bild der Harmonie der Welt integriert."

Needham

Die Funktionskreise (Reaktionsmuster) im energetischen Modell

Rein physikalisch gesehen stellen wir Menschen, wie wir im vorausgegangenen Kapitel von Thirring gehört haben, eine Verunreinigung im Quantenfeld dar. Wir können uns auch als elektromagnetische Strahlung begreifen, die dadurch zur Materie geworden ist, dass sie aus der Ordnung des Feldes ausscherte. Wenn dieses zutrifft, und ich glaube nicht, dass irgendjemand diese Tatsache bezweifeln wird, besitzen wir bestimmte elektromagnetische Eigenschaften. Meridiane, Auren, Energiespannungsfelder zählen zu solchen Eigenschaften und man sollte sie nicht unbedingt leugnen, nur weil man sie nicht unter das Mikroskop legen kann.
Vernachlässigen wir die Materie und betrachten nur das Energiefeld des Menschen. An dessen Aufbau sind drei Systeme beteiligt:

1. oberflächlich: das horizontale, in Segment-Etagen verlaufende Nervensystem

2. das vertikale parallel verlaufende Meridiansystem, bestehend aus sechs Funktions- oder Energiekreisen und

3. tief: das netzartige, vegetative Nervensystem mit seinen Plexus, die hochwahrscheinlich mit der Chakrenstrahlung zusammenhängen.

Uns interessiert primär das Wechselspiel der ersten beiden Systeme. Nach Auffassung der Chinesischen Medizin wird das Energiegleichgewicht im Körper durch einen stetigen Energiefluss über spezielle Leitungssysteme, sogenannte Meridiane, aufrechterhalten. Es gibt zwölf paarige Hauptmeridiane, die nach einem bestimmten Zeitschema von einem Energiemaximum durchflossen werden und in sich einen Energiekreislauf bilden.
Für diese Meridiane gibt es kein anatomisches oder physiologisches Korrelat. Dagegen weisen Akupunkturpunkte, das sind kleine Areale im Hautniveau, bestimmte Eigenschaften in Bezug auf Druckempfindlichkeit, elektrischen Widerstand, Oberflächenwärme und Wärmeempfindlichkeit auf. Dieses Meridiannetz, welches ständig vom Chi (der Energie, der Kraft, dem Geist) durchströmt wird, um das von außen oder innen verursachte Energieungleichgewicht wieder auszugleichen, ist am ehesten mit dem modernen physikalischen Bild des Quantenfeldes zu vergleichen. Mit diesem Analogon lässt sich auch die ausgleichende Wirkung von Akupunkturnadelung, Neuraltherapie, Laser und Wärme auf den Körper als Teil eines universellen Quantenfeldes erklären.
Über das Modell des Quantenfeldes lässt sich begreiflich machen, dass Energieungleichgewichte in den Funktionskreisen über kurz oder lang zu einer Umwandlung der fehlgelagerten Energie in ein organisches Substrat führen.
Die Meridiane mit der Bezeichnung Lunge (Lu), Milz-Pankreas (Mi-Pa), Herz (He), Niere (Ni), Kreislauf-Sexualität (KS) und Leber (Le) werden dem YIN zugeordnet, die Meridiane Dickdarm (Di), Magen (Ma), Dünndarm (Dü), Blase (Bl), Dreifach-Erwärmer (3E) und Gallenblase (G) dem YANG.
Für uns soll es reichen, den YANG-Zustand mit Ergotropie (Arbeitszustand) oder Sympathikotonie gleichzusetzen, und den YIN-Zustand

mit Trophotropie (Zustand der Erholung und Ernährung) oder Vagotomien. Dieser Vergleich läuft konträr zu unseren westlichen Vorstellungen über Physiologie, ist aber als Gedankenbrücke sehr nützlich.
Die Chinesische Medizin beruht auf Beobachtungen und Erfahrungen, die über Hunderte bis Tausende von Jahren gesammelt wurden. Physiologische Grundlagenforschung gab es bis zum Einbruch der westlichen Medizin nicht. Dennoch versuchten die alten chinesischen Ärzte, Ursachen über die Krankheitsentstehung zu nennen, die vor dem Hintergrund des westlichen, naturwissenschaftlichen Denkens oberflächlich gesehen lächerlich wirken. Bewertet man dagegen die theoretischen Grundlagen der Chinesischen Medizin als ein eigenständiges philosophisches System, so sind diese zur Ergründung der Ursachen chronischer Erkrankung sehr wertvoll.
Kommen wir zur Energetik in den Meridianen zurück. Die Energie läuft immer von einem YIN-Meridian in einen YANG-Meridian. Es bilden sich sechs Meridiangruppierungen, die die Energieträger für die gleichnamigen Funktionskreise (Reaktionsmuster) darstellen. Es sind dies der Funktionskreis von:

YIN	YANG
Niere	Blase
Herz	Dünndarm
Dreifacher Erwärmer Leber	Perikard Kreislauf-Sex. Galle
Lunge	Dickdarm
Milz Pankreas	Magen

Entsteht eine Erkrankung, so sollen meistens eine Energieleere im YIN-Meridian und eine Energiefülle im YANG-Meridian vorliegen. Bleibt die Erkrankung über längere Zeit bestehen, oder der Körper ist aufgrund der Schwäche nicht mehr fähig die Energielage auszugleichen, so erhalten wir das Bild einer YIN-YANG-Leere oder anders ausgedrückt, die fehlende Regulationsfähigkeit des gesamten Vegetativums. Soweit zur klassischen Akupunkturtheorie.

Primär nicht lösbare Konfliktsituationen verursachen Haut- und Muskelspannungen durch Triggerung der Nerven im korrespondierenden Segmentalsystem. Dem zugehörigen Funktionskreis wird die hierzu notwendige Energie entzogen. Es entsteht im Funktionskreis ein Energiedefizit.
Ein weiterer wichtiger Zusammenhang scheint zwischen dem Meridian- und dem Chakrensystem zu bestehen. Der Energiekreislauf durchflutet, wenn wir uns die Meridianuhr noch einmal vor Augen führen, zuerst die Körperebene(Ni-Bl, He-Dü), danach Persönlichkeitsebene (3E-KS), (Le-Ga) und danach Ego-Ebene (Lu-Di), (Mi-Pa-Ma). Nun beginnt der Kreislauf von neuem. Auch die 7 Chakren der Indischen Medizin, beginnend am Beckenboden mit dem Muladhar-Chakra, sind in der gleichen Reihenfolge diesen drei Ebenen zugeordnet und erreichen im Scheitelchakra den höchsten Ich-Zustand. Es ist anzunehmen, dass der Meridiankreislauf die Energieversorgung dieser Chakren übernimmt und diese praktisch wie Akkus auflädt. Die aufgeladenen Chakren haben in diesem System die Funktion von Verstärkerstationen.

Energetisch bedingte Grundmilieustörungen

Sämtliche erworbenen Fehlverhaltensmuster weisen als Zeichen der passiven Abwehr bestimmte Muskelpanzerungen auf. Man versteht darunter Muskelgruppen mit erhöhtem Spannungszustand. Die Spannungen entstehen dadurch, dass die dem Körper zugeführte Konfliktenergie nicht in Form einer Reaktion nach außen wieder abgeleitet wird, sondern als Muskelspannungsenergie im Körper bleibt. Die erhöhten Muskelspannungen führen, wenn sie längere Zeit bestehen, zur Minderdurchblutung in den segmental zugeordneten Organbereichen und damit zur Konditionierung bestimmter Erkrankungen durch Sauerstoffmangel, vegetativ nervale Überstimulierung und vermehrter Bindegewebsbildung. Das Grundmilieu ist massiv gestört.

Was Heilen möglich macht

Die auf den folgenden Seiten beschriebenen Reaktionsmuster von Denken, Verhalten, Verspannungen und sonstigen Beschwerden sind der Versuch eine Synthese zwischen den von Lowen und Reich beschriebenen Verspannungsmustern, den in der Traditionellen Chinesischen Medizin beschriebenen Energiestörungen und den neusten Erkenntnissen der epigenetischen Forschung zu schaffen. Die von Lowen beschriebenen Schutzpanzerungen decken sich mit den von mir in dreißigjähriger Forschung verifizierten thermographischen und regulativen Auffälligkeiten der Hauttemperatur bei Organstörungen, Stoffwechselstörungen und Konfliktkonstellationen. Eine Ausnahme bildet das Reaktionsmusters III, welches in dieser Art weder in der TCM noch bei Lowen beschrieben wird. Es lässt sich aber stimmig in das Gesamtsystem einfügen und schließt unklare Lücken.
Man muss diese Reaktionsmuster als Projektionsbilder einer gestörten Übertragung von höher dimensionalen Informationen verstehen. Wenn wir diese Bilder verstanden haben und richtig zuordnen, gelingt es, über geeignete Therapiemaßnahmen eine Korrektur dieser fehlerhaft übermittelten Informationen vorzunehmen.
Natürlich lassen sich Felder nicht behandeln. Es würde auch keinen Sinn machen. Aber dadurch, dass wir die den Patienten betreffenden, körpereigenen Antennen (Nervennetze oder Plexus) instand setzen und deblockieren, gehen wir Erkrankungen und Beschwerden an, die in der Regel durch schlechten Empfang dieser Felder und damit durch Fehlinformation oder Fehlinterpretationen entstanden sind.
Heilung ist dadurch möglich, dass wir unsere Empfänger, die Chakren, das Limbische System oder die Plexus neu ausrichten oder ausrichten lassen und den Informationsfluss auf diese Weise normalisieren.

Tragzeit (bisWoche +Tage)	Org.	RM	Reaktion	Spätere Persönl. Ausstrahlung		Bereich Reaktion	Psycholog. Zuordnung
					Methylierung im Bereich Meso- und Archicortex		
3+1	Lu	5 L	Flucht	negativ	–	Identität schwankend	schizoid
6+2	Di	5 D	Selbstzerstörung	positiv	X	Identität instabil	
9+3	Ma	6 M	Selbstvertrauen	negativ	X	Identität stabil	Egozentrik, Negativismus
12+4	Pa	6 P	Angriff aus der Schwächeposition	positiv	X	Identität bivalent	manisch
					Epigenetische Aktivierung d. präfrontalen Cortex		
15+5	Pe	3 P	Flucht	negativ	rechts gesteigert	Persönlichkeit zurückgesetzt	Flucht, Stress-geprägt
18+6	3E	3 D	Selbstzerstörung	positiv	links reduziert	Persönlichkeit zurückgesetzt	Harmoniesucht, Depression
22+0	Ga	4 G	Selbstvertrauen	negativ	rechts gesteigert	Persönlichkeit stabil	Angriff aus der Position der Schwäche, Choleriker
25+1	Le	4 L	Angriff aus der Schwächeposition	positiv	links reduziert	Persönlichkeit schwankend	cholerisch gespieltes Selbstvertrauen
28+2	He	2 H	Angriff aus der Schwächeposition	positiv	links reduziert	Existenzielle Sicherheit bivalent	Angst vor Verlus[t] existenzieller Sicherheit, Leistungsdruck, rigid
31+3	Dü	2 D	Selbstvertrauen	negativ	rechts gesteigert	Existenzielle Sicherheit stabil	Zukunftsängste
34+4	Bl	1 B	Selbstzerstörung	positiv	links reduziert	Existenzielle Sicherheit instabil	Körper nach außen abgeriegelt Masochistische Tendenz
37+5	Ni	1 N	Flucht	negativ	rechts gesteigert	Existenzielle Sicherheit bivalent	Angstverhalten, Negativität

Die Krankheit beginnt auf der Informationsebene des Menschen, danach geht sie auf die energetische Ebene über und später, wenn der Zustand nicht behoben wird, manifestiert sie sich im Körper. Bei der Genesung des Menschen geschieht dies auf demselben Wege: Zuerst verlässt die Krankheit den Menschen auf der Informationsebene, dann auf der energetischen Ebene und erst zum Schluss auf der physischen Ebene – und der Mensch wird wieder gesund.

Olga Häusermann[42]

Epigenetische Programme im Prägungs“modell“

Aufgrund meiner langjährigen Erfahrung gehe ich davon aus, dass es 12 durch vorgeburtliche Prägung entstandene Programme gibt, von denen ich sieben genauer verifizieren konnte.

1. Schwangerschaftsdrittel aus 38 Wochen Tragzeit

Wann beginnen wir zu sein? Wann beginnen wir zu leben? Das eine hat mit dem anderen wenig zu tun, wenn wir noch einmal auf Dürrs These: Wir, die in unserer Welt „realen Wesen“ sind lediglich Abdrücke unseres wahren Seins“ zurückgreifen. Wir „sind“ in einer höherdimensionalen Welt und wir „leben“ in einer, so wie wir es empfinden, realen Welt. Gehen wir davon aus, dass wir, d.h. unser Selbst, unser Bewusstsein, unser unsterblicher Feldanteil außerhalb unseres kommenden Lebens, also vor unserer Zeugung nicht durch Prägung verändert werden können, dann beginnt die Programmierung unseres Selbst mit dem Zeitpunkt der Zeugung.

Da bei der epigenetischen Prägung nur Gene in Zellen programmiert werden können, betrifft die früheste mögliche Prägung die befruchtete Eizelle, die sogenannte Zygote, danach die Morula (2-32 Zellen), die Blastula, den Embryo, den Fötus und durch die Geburt den von der Mutter getrennten Säugling.
Bei einer Prägung im Einzell-Stadium, also der Zygote, geht man davon aus, dass die stressgeplagten Eltern über das geprägte Spermatozoen-Chromatin und das Chromatin der Eizelle ihr Stresslevel auf das kleine Geschöpf übertragen. Diese Programmierung wird automatisch auf alle weiteren durch Teilung entstehenden Zellen übertragen. Nur das Kind ist in diesem Stadium noch kein Kind, sondern ein stressgeplagter Zellhaufen, der zu Empfindungen und Gegenmaßnahmen noch nicht fähig ist und in seinem folgenden Leben im Dauerstress leben wird. Ist das Kind bei der Zeugung unerwünscht oder versucht die Mutter erfolglos abzutreiben, entwickeln sich beim heranwachsenden Kind Phantasien, nicht erwünscht zu sein, keine Existenzberechtigung zu haben und der Versuch, eine eigene Identität aufzubauen, zeigt Probleme. Es ist nicht nachgewiesen aber hochwahrscheinlich, dass die Ahnungen beim Kind durch Synchronisation der Hirnwellen zwischen Mutter und Kind entstehen und bei beiden zu epigenetischen Programmierungen führen. Beim Kind geschieht dies aus heutiger Sicht erst zum Ende des ersten Schwangerschaftsdrittels, da zu diesem Zeitpunkt erste Wahrnehmungen des Kindes möglich sind. Ob dieses Zeitfenster jedoch der Realität entspricht, stelle ich in Zweifel. Denken Sie nur an die Videoaufnahmen von Abtreibungen, welche zeigen, wie das Kind geschickt der totbringenden Kürette auszuweichen versucht.
Die Frage ist nun, was macht diese früheste Prägung mit den Kindern in Ihrem späteren Leben. Dazu müssen wir drei Gruppen bilden. Alle diese Kinder haben die bewusste oder unbewusste Vorstellung nicht akzeptiert zu werden oder nicht erwünscht zu sein. Hieraus entwickeln sich 3 Reaktionsmuster:

Das Lunge/Dickdarmreaktionsmuster (RM 5 L + 5 D)

Der Begriff Lunge/Dickdarmmuster hört sich vielleicht etwas befremdlich an. Er ist der Traditionellen Chinesischen Medizin entliehen. Die Zusammenhänge werden im Folgenden noch besprochen werden.
Die ausgeprägteste Reaktion ist die Flucht aus dieser Welt durch Selbstmord in oder nach der Pubertät. Die Selbstmordrate bei adoptierten Kindern liegt 400% höher als in einem normalen Kollektiv. (University of Minnesota Sept. 2013). Allein in meinem Umfeld haben sich über 30% der mir bekannten adoptierten Kinder oder jungen Erwachsenen umgebracht.
Aber eine Flucht in andere Welten bietet sich ebenfalls an: In die Welt der Drogen, des Autismus, die Welt der Kunst, die Welt der Kriminalität, die Welt der Sexualität, die Welt der Abgrenzung gegen die „normale“ Welt. In dieser Gruppierung sind Depressionspatienten, Schizophrenie und Borderliner überdurchschnittlich vertreten.[41]

Reaktionsmuster 5 L:

Prägungszeiten in Schwangerschaftswochen	**Verhaltensänderung Neigung**
Woche + Tage bis Woche + Tage	
0+0 bis 3+1	Identität schwankend, Flucht, schizoid
3+2 bis 6+2	
6+3 bis 9+3	
9+4 bis 12+4	

Reaktionsmuster 5 D:

Prägungszeiten in Schwangerschaftswochen	**Verhaltensänderung Neigung**
Woche + Tage bis Woche + Tage	
0+0 bis 3+1	
3+2 bis 6+2	Identität instabil
6+3 bis 9+3	
9+4 bis 12+4	

Das Milz/Magenreaktionsmuster (RM 6 M):

Hier blockiert der Betroffene sich mit Negativismus. Er liebt das Negative, das törnt ihn an und er meidet Menschen, da diese ihn ja doch nur enttäuschen werden. Beruflich flüchtet er sich oft in die Welt der Zahlen. Hier findet er Verlässlichkeit und Ordnung. Auch findet man häufig die Vorstellung, dass die Welt ihm etwas schuldet und er es einfordern muss. Es sind in der Regel eher hagere Menschen mit Magenproblemen, die unter der Glucocorticoid-Methylierung aus dem ersten Drittel ihrer Schwangerschaft leiden und ihren hohen Cortisolspiegel bildlich gesehen in (auto)aggressive Magensäure umwandeln.

Reaktionsmuster 6 M:

Prägungszeiten in Schwangerschaftswochen	**Verhaltensänderung Neigung**
Woche + Tage bis Woche + Tage	
0+0 bis 3+1	
3+2 bis 6+2	
6+3 bis 9+3	Egozentrik, Negativismus
9+4 bis 12+4	

Das Milz/Pankreasreaktionsmuster (RM 6 P):

Erinnern wir uns, Kinder und die späteren Erwachsenen mit dieser epigenetischen Programmierung aus den ersten drei Monaten ihrer Schwangerschaft fühlen sich nicht akzeptiert oder sogar, auf dieser Welt, in die sie hineingeboren wurden, unerwünscht. Die Reaktionen der bisherigen Kandidaten waren Flucht und Blockade. Es fehlt die Reaktion „Angriff“ und das im positiven Sinn.
Der Pankreasreaktionstyp ist der Mensch, der sich in die Gesellschaft aktiv einbringt, um in sich das Gefühl zu spüren, gebraucht zu werden. Er ist gesellig, hilfsbereit bis zu Selbstaufgabe und ein Meister des Wortes. Der Mund ist sein Hauptbetätigungsfeld. Er schwätzt gerne, isst gerne, kaut gerne, raucht gerne, weniger aus Gründen der Sucht, sondern mehr zum Genuss. Er hat selten schlechte Laune und versprüht seinen Charme.

Reaktionsmuster 6 P:

Prägungszeiten in Schwangerschaftswochen	**Verhaltensänderung Neigung**
Woche + Tage bis Woche + Tage	
0+0 bis 3+1	
3+2 bis 6+2	
6+3 bis 9+3	
9+4 bis 12+4	Identität bivalent, Angriff aus der Position der Schwäche, manisch

Nun werden Sie fragen: eine Prägung und drei Typen? Wer oder was entscheidet über die Zuordnung? Darauf gibt es von mir eine klare Antwort: Ich weiß es nicht.
Nach der Erkenntnis, „die Erziehung der Kinder lohnt sich nicht, die machen doch alles nach", könnte es sein, dass sich das Kind einen Elternteil aussucht in dessen Fahrwasser agiert und das Verhalten übernimmt. Aber diese These ist hochspekulativ.

2. Schwangerschaftsdrittel aus 38 Wochen Tragzeit

Das mittlere Drittel der Schwangerschaft, das 2. Trimenon, hat es ebenso in sich. Befindet sich die Mutter ab der 13. SSW im Stress, kommuniziert sie nicht mit dem Kind oder verdrängt durch ihren Stress sogar die Schwangerschaft, führt das beim Kind im späteren Leben zu Ängsten, Depressionen und Kommunikationsschwierigkeiten mit anderen Menschen. Die Sprachentwicklung ist verzögert, Konzentrationsstörungen und Hyperaktivität sind ebenfalls die Folge.[41]

Ich erinnere mich an eine Patientin, die zu mir während drei Schwangerschaften zu Vorsorge kam. Sie hatte jedes Mal einen apathischen Gesichtsausdruck.
Unsere Kinder hätten sie mit einem Zombie verglichen. Ein persönliches Gespräch war nicht möglich, ihre Körpersilhouette ließ keine Schwangerschaft vermuten, aber es stellte sich bei jeder dieser Schwangerschaften heraus, dass sie sich jenseits der 30 Schwangerschaftswoche befand, ehe sie den Weg zu mir fand. Als sie dann an den Folgetagen zur „ersten" Vorsorgeuntersuchung erschien, entsprach ihre Silhouette nun dem 8. Schwangerschaftsmonat. Des Rätsels Lösung, wie sich lange nach den Schwangerschaften herausstellte, ihr Mann war Alkoholiker und verprügelte sie regelmäßig. Sie durfte nicht schwanger werden, weil dies die Aggressionen ihres Mannes noch verstärkte.
Gestresste Mütter, die durch den Dauerstress, den sie erleiden, keine oder kaum Zeit haben, sich um das Ungeborene zu kümmern, kommunizieren nicht mit dem Kind. Sie reden nicht mit ihm, streicheln nicht ihren schwangeren Bauch, synchronisieren nicht die Hirnwellen. Das Kind erleidet ein Kommunikationsdefizit. Hieraus entstehen zwei mögliche Reaktionsmuster:

Das 3E/KS/Stressreaktionsmuster (RM 3):

Bei diesem Muster zieht sich der Betroffene voll aus der Kommunikation zurück und macht im wahrsten Sinn des Wortes gute Miene zu bösem Spiel. Er ist beliebt, weil er nie seine Meinung oder sein Wollen aggressiv verteidigt, sondern lieber den anderen gewähren lässt. Das Ganze wird von einem liebenswürdigen Gesichtsausdruck begleitet, der die tiefe Depression dieser Person überstrahlt und damit verdeckt. Sie erlitten häufig eine chaotische Kindheit, in der sie lernten, sich aus dem Spiel zu nehmen.

Reaktionsmuster 3 P:

Prägungszeiten in Schwangerschaftswochen	**Verhaltensänderung Neigung**
Woche + Tage bis Woche + Tage	
12+5 bis 15+5	Persönlichkeit zurückgesetzt, Flucht, Stress-geprägt
15+6 bis 18+6	
19+0 bis 22+0	
22+1 bis 25+1	

Reaktionsmuster 3 D:

Prägungszeiten in Schwangerschaftswochen	**Verhaltensänderung Neigung**
Woche + Tage bis Woche + Tage	
12+5 bis 15+5	
15+6 bis 18+6	Persönlichkeit zurückgesetzt, Selbstzerstörung, Harmonie-sucht, Depression
19+0 bis 22+0	
22+1 bis 25+1	

Das Leber/Gallereaktionsmuster (RM 4):

Hierbei handelt es sich um das aktiv-aggressive Gegenstück zum 3E/KS/Stressreaktionsmuster. Auch hier besteht der Mangel an Kommunikationsfähigkeit. Das Problem wird hier zum einen über einen Adlatus, einen untergeordneten Gehilfen, gelöst. Da eine Unterhaltung auf gleicher Ebene wegen Kommunikationsängsten und Minderwertigkeitskomplexen nicht möglich ist, wird ein Meinungsüberbringer angestellt. Beispiel: „Sagen Sie bitte Herrn Meyer, dass es so überhaupt nicht geht. Wenn er das nicht ändert, dann werde ich aber ..." Sollte es doch einmal zu einer direkten Konfrontation mit dem Kontrahenten kommen, wird die Choleriker-Rolle ausgefahren. Es wird geschrien und das Gegenüber beschimpft, ohne dass die Argumente der Gegenseite zu Worte kommen.
Ein mit mir, wenn er kein Choleriker gewesen wäre, fast befreundeter Mensch, erklärte mir sein Verhalten, auf das er auch noch stolz war: „Ich bin halt so – er meinte damit einen Stinkstiefel – und mein Verhalten hat mir in meinem beruflichen Leben immer geholfen, mich durchzusetzen. Die Leute hatten einfach Angst vor mir".

Reaktionsmuster 4 G:

Prägungszeiten in Schwangerschaftswochen	**Verhaltensänderung Neigung**
Woche + Tage bis Woche + Tage	
12+5 bis 15+5	
15+6 bis 18+6	
19+0 bis 22+0	Angriff aus der Position der Schwäche, Choleriker
22+1 bis 25+1	

Reaktionsmuster 4 L:

Prägungszeiten in Schwangerschaftswochen	**Verhaltensänderung Neigung**
Woche + Tage bis Woche + Tage	
12+5 bis 15+5	
15+6 bis 18+6	
19+0 bis 22+0	
22+1 bis 25+1	Persönlichkeit schwankend, gespieltes Selbstvertrauen

3. Schwangerschaftsdrittel aus 38 Wochen Tragzeit

Die dritte und letzte vorgeburtliche Prägungsphase manifestiert sich im dritten Schwangerschaftsdrittel und um die Geburt. Stress wird jetzt durch existentielle Einbrüche gebahnt. Der das Kind versorgende Mutterkuchen arbeitet nicht mehr richtig, das Kind wächst nicht mehr, bekommt zu wenig Sauerstoff und droht zu ersticken. Es gibt Ärger mit der Nabelschnur, die Versorgung mit sauerstoffreichem Blut bricht kurzfristig ab. Es muss operiert werden. Ein Kaiserschnitt, eine Zange oder eine Glocke muss das Kind aus seiner Notlage befreien.
Aber auch von mütterlicher Seite wird Stress geschürt. Der Kindsvater ist weggelaufen, die Scheidung droht. Der Arbeitsplatz ist in Frage gestellt, das zur Verfügung stehende Geld reicht weder vorne noch hinten.
Die Folge ist, dass das Kind in seinem schlechten Zustand der Mutter entrissen wird. Das für das Kind so notwendige Streicheln, die Zuwendung, die Oxitocin fördernde Wirkung des Hautkontaktes und das Anfassen des Neugeborenen nach der Geburt fehlen. Das Methylierungsmuster verändert sich. Betroffen von epigenetischen Prozessen

sind jetzt neben dem Kortisol-Rezeptor-Gen, das Oxitocin-Rezeptor-Gen und das Östrogen-Rezeptor-Gen.
Die Prägung in diesem Zeitfenster führt auch hier zu einem aktiven und einem passiven Reaktionsmuster:

Das Herz/Dünndarmreaktionsmuster (RM 2):

Das verlorene Vertrauen wird über aktive Leistung jeden Tag zurückgekauft. „Schau, was ich gemacht habe. Ist das nicht toll. Bitte halte mich, streichle mich, schütze mich und liebe mich dafür."

Reaktionsmuster 2 H:

Prägungszeiten in Schwangerschaftswochen	**Verhaltensänderung Neigung**
Woche + Tage bis Woche + Tage	
25+2 bis 28+2	Angst vor Verlust existenzieller Sicherheit, Leistungsdruck, rigid
28+3 bis 31+3	
31+4 bis 34+4	
34+5 bis 37+5	

Reaktionsmuster 2 D:

Prägungszeiten in Schwangerschaftswochen	**Verhaltensänderung Neigung**
Woche + Tage bis Woche + Tage	
25+2 bis 28+2	
28+3 bis 31+3	Zukunftsängste
31+4 bis 34+4	
34+5 bis 37+5	

Das Niere/Blasenreaktionsmuster (RM 1):

Das existentielle Vertrauen, das Urvertrauen, wurde beschädigt und jede Möglichkeit einer festen Bindung bereitet Angst, Angst vor Verlust, Angst eine Entscheidung zu treffen, Angst vor der Zukunft. Rückzug, Abgrenzung und Verzicht auf Sexualität sind die Folge.

Reaktionsmuster 1 B:

Prägungszeiten in Schwangerschaftswochen	**Verhaltensänderung Neigung**
Woche + Tage bis Woche + Tage	
25+2 bis 28+2	
28+3 bis 31+3	
31+4 bis 34+4	selbstzerstörung, Körper nach außen abgeriegelt Masochistische Tendenz
34+5 bis 37+5	

Reaktionsmuster 1 N:

Prägungszeiten in Schwangerschaftswochen	**Verhaltensänderung Neigung**
Woche + Tage bis Woche + Tage	
25+2 bis 28+2	
28+3 bis 31+3	
31+4 bis 34+4	
34+5 bis 37+5	Flucht, Angstverhalten, Negativität

Wer nun glaubt, dass mit der Geburt die Sache mit der epigenetischen Prägung ausgestanden ist, der täuscht sich ganz gewiss, denn nun spiegelt sich das Bild der Reaktionsmuster und die vorgeburtlichen laufen im Standby oder werden aufgewärmt. Die ersten 25 Jahre, in denen eine Existenz aufgebaut, eine Familie gegründet werden soll und die Sexualität und Leistungserbringung wichtig werden, sind es die Niere-Blase- und Herz-Dünndarm-Reaktionsmuster, die uns das Leben schwermachen. Die zweiten 25 Jahre, wo es um Erfolg, das Einbringen in die Gesellschaft geht, sind es 3E-KS und Leber-Galle. Unsere letzten Jahre, die Kinder sind inzwischen groß geworden und man hat kaum noch Gründe mit dem Partner zu streiten und will sich auch sich selbst besinnen, schlagen Lunge-Dickdarm-, Milz-Magen- und Milz-Pankreas-Muster wieder zu.
Die von mir im folgenden beschriebenen Projektionsmuster von Denken, Verhalten, Verspannungen und sonstigen Beschwerden gehen mit Ausnahme des 3E/KS-Stressmusters auf die Arbeiten Alexander Lowens zurück, der zusammen mit Wilhelm Reich die körperorientierte Psychotherapie entwickelte. Die von Lowen beschriebenen Schutzpanzerungen decken sich mit den von mir in über dreißigjähriger Forschung verifizierten thermographischen und regulativen Auffälligkeiten der Hauttemperatur bei Organstörungen,

Stoffwechselstörungen und Konfliktkonstellationen. Ich fügte das dritte Reaktionsmuster hinzu, um ein stimmiges Gesamtbild zu erhalten.
Man muss diese Reaktionsmuster als Projektionsbilder einer gestörten Übertragung von höher dimensionalen Informationen verstehen, die über die epigenetische Prägung versuchen, uns an unser Umfeld zu adaptieren. Wenn wir diese Bilder verstanden haben und richtig zuordnen, gelingt es, über geeignete Therapiemaßnahmen eine Korrektur dieser fehlerhaft übermittelten Informationen vorzunehmen.

Behandle nicht die Krankheit, sondern den Menschen, der sich hinter ihr verbirgt und entdeckt werden will.

Die langfristige Auswirkung epigenetischer Prägungen auf Körper und Psyche

Das Niere-Blase-Reaktionsmuster (RM I):

Das Bestreben des Menschen anerkannt zu werden in Bezug auf die Schönheit und Funktion (Sexualität und Fortpflanzung) des eigenen Körpers

(Schutzverhalten: Passive Abwehr der existenziellen Bedrohung, Rückzug. Themen: Existenz, Sicherheit, Fortpflanzung, Partnerschaft, Arbeitsplatz, Bezugspersonen)

Ein Mädchen in der Mitte der Pubertät bemerkt, dass es eine sehr anziehende Wirkung auf Männer ausübt. Seine Attraktivität wird täglich im Flirt, Koketterie usw. auf Wirksamkeit erprobt. Zur Verstärkung der Anziehungskraft schmückt sich das Mädchen mit ausgefallenem Schmuck, mit sehr modischer Kleidung und als Tüpfelchen auf dem i mit attraktiven Freunden und Freundinnen. Auf der Seite der Jungen ist es genauso. Die Partnersuche findet allein unter dem Aspekt „welcher Partner unterstreicht meine Persönlichkeit am besten" statt. Hierdurch entsteht eine Partnerbeziehung, die über kurz oder lang schiefgehen muss. Das Mädchen will einen attraktiven Mann fürs Leben, der Mann will mehr als nur herumgezeigt werden. Irgendwann kommt es zum Bruch in der Beziehung. Das Mädchen fühlt sich verraten und verkauft, ihr Vertrauen wurde missbraucht.

Ein anderes Beispiel:
Eine unauffällige junge Frau, die Geborgenheit in einer Partnerschaft sucht, fällt auf einen Macho herein, der die Gutmütigkeit der Frau aufs Gemeinste ausnutzt. Das Resultat ist das gleiche. Die Frau fühlt sich betrogen.
Dieser Vertrauensverlust kann in jedem Alter stattfinden. Vertrauensverlust in Partnerschaften findet auch statt durch körperliche Gewalt, durch Hintergehen, durch Zwang zur Abtreibung, durch Tod des Partners, durch unerfüllten Kinderwunsch und vieles andere mehr.
Lernt nun das attraktive Mädchen oder die unauffällige Frau ihren Traummann kennen, treten augenblicklich Zweifel auf:
Kann ich Vertrauen zeigen? Werde ich wieder enttäuscht? Darf ich mich binden oder falle ich wieder auf die Nase?
Um diesen Konflikt zu umschiffen, nimmt sie ihren Körper, im Besonderen die Sexualität aus dem Spiel, d.h., ihr Unterbauch bekommt den Hahn abgedreht, Durchblutung und Sauerstoffversorgung werden in diesem Bereich gedrosselt, die Muskulatur wird angespannt.
Wenn bei Frauen in der Kindheit ein großer Leistungsdruck anerzogen wurde, wird dieser Leistungszwang bei vorausgegangenen schlechten existentiellen Erfahrungen oft in Richtung emanzipatorische Aktivität umgelegt. Man erkennt diese Frauen an der ihnen gemeinsamen farblosen Uniform, die die Weiblichkeit des Körpers vermummt:
weite Hosen, meistens Jeans, Überweite, Po und Bauch überdeckende, hochgeschlossene Pullis und, um einen eventuell noch sichtbaren Teil des Halses abzudecken, einen Seidenschal. Die Frisur ist kurz und glatt gehalten.
Die meisten der Patientinnen, die sich in einer dieser Entscheidungskrisen befinden, suchen ihren Frauenarzt auf, weil sie das Gefühl haben, an einem Scheidenpilz erkrankt zu sein.
Lernen diese Frauen nicht ihr Verhalten zu ändern, Vertrauen in den Partner zu zeigen und wieder an ihrer Körperlichkeit Freude zu haben, landen sie auf der unten genannten Krankheitsschiene.
Mit Recht kann man fragen, ob es Frauen gibt, die trotz schlechter Erfahrungen im Partnerschaftsbereich noch nie Beschwerden bekamen und warum junge Mädchen, bei denen aufgrund ihres Alters schlechte Erfahrungen mit Partnern gar nicht vorliegen können, seit

ihrer ersten Periode regelmäßig über Regelschmerzen klagen. Es ist anzunehmen, dass nur die Frauen auf der oben genannten Verhaltensschiene fahren, bei denen schon wesentliche Zeit vor der Pubertät eine negative Prägung stattgefunden hat.
Die Ängste um die eigene Körperlichkeit bleiben ein Leben lang bestehen, meistens unbewusst. Ich erinnere mich an eine ca. vierzigjährige Patientin, die als prägende sexuelle Verletzung angab, als Sechsjährige von einem gleichaltrigen Jungen an der Brust berührt worden zu sein. Ich glaube, dass die existentielle Bedrohung unter und kurz nach der Geburt zusammen mit dem sich dieser bedrohlichen Situation Ergeben zur entscheidenden Prägung für das spätere Leben wird. Spätere Prägungen durch Erziehung, Verlust von Bezugspersonen, Scheidung der Eltern, Missbrauch oder ähnliches, werden diese Kerbe in unserem Lebenslauf nur vertiefen und stabilisieren.
Ähnliche Spiele gelten auch für Männer. Jedoch spielen hier mehr die existentielle Bedrohung und Unterdrückung durch Eltern, Partner und Chef, Arbeitssituationen usw., eine Rolle.
Für einen Frauenarzt ist es die Regel, dass junge Frauen in die Praxis kommen und über einen Scheidenpilz und Ausfluss klagen. Der macht einen Abstrich von der äußeren Scheide und kontrolliert das Scheidensekret. Aber von Hefepilzen ist keine Spur. Alles ist in Ordnung. Das einzige, was auffällt, aber nur wenn er genau hinschaut, sind etwas dickere Zellkerne der Scheidenepithelzellen und ein schmalerer Zytoplasmasaum. Der Normalfall wäre ein kleiner Kern und ein großer Zellleib. Auch wirken die Milchsäure Bakterien etwas „mickrig". Die normalerweise kräftigen Stäbchen sind dünner und kürzer geraten. Die körperliche Ursache für dieses Erscheinungsbild ist die verringerte Durchblutung der Scheidenschleimhaut. Es können aufgrund der Einschränkung nicht mehr so viele Zellschichten gebildet werden, die Scheidenschleimhaut wird dünner, empfindlicher, leichter verletzlich und fühlt sich wund an. Da nur die ausgereiften Scheidenzellen genügend Stärkeanteile in ihrem Zytoplasma produzieren, werden auch die davon sich ernährenden Milchsäure-Bakterien, die aus der Stärke Milchsäure bilden, hungern und mit der Zeit absterben. Die Milchsäure, die das Milieu der Scheide sauer macht und dadurch vor schadhaften Bakterien, Viren und Pilzen schützt, verschwindet und macht

einem basischen Milieu Platz. Häufig besiedeln nun die Amine bildenden und deshalb nach Fisch riechenden Gardnerella-Bakterien die Scheide. Die Gefahr, dass HPV-Viren den Muttermund erreichen und hier Entzündungen und auffällige Krebsabstriche erzeugen, wächst. Auf Nachfrage erfährt man, dass die Periode plötzlich schmerzhaft ist und die Patientin in letzter Zeit wieder verstärkt über kalte Hände und Füße klagt.

Der Mann projiziert in diesen Krisensituationen, seine Beschwerden in Hoden, Nebenhoden oder Prostata, die dann auch dankbar von den Urologen aufgegriffen wird. Bleibt die existentielle Bedrohung jedoch länger bestehen, können in diesen Organen durch die Mangeldurchblutung und die damit verbundene Degeneration des Gewebes ernsthafte Probleme entstehen.
Beim Verkehr klagen die Männer aufgrund der gereizten Schleimhaut der Eichel über ein Wundsein. Sie schicken dann klugerweise ihre Partnerinnen zum Frauenarzt, um einen Pilz ausschließen zu lassen. Auch häufiges Wasserlassen und Reizblase sind Zeichen für existentielle Nöte bei allen Beteiligten.
Kinder reagieren in solchen Krisensituationen (Streit unter den Eltern, Probleme in Schule oder Kindergarten) mit nächtlichem Einnässen.

Beispiel: kolikartige Schmerzen

Ein achtzehnjähriges Mädchen verliebt sich in einen seiner Lehrer. Beide beschließen zu heiraten. Das Mädchen ist überglücklich. Der Hochzeitstermin wird festgelegt. Doch dieser platzt, da der Verlobte vor der Trauung die junge Frau zwingen will, zu konvertieren und in seine Religionsgemeinschaft einzutreten. Die beiden trennen sich. Es vergehen vier Jahre. Die junge Frau geht während dieser Zeit keine neue Partnerschaft ein.
Nun lernt sie während eines Urlaubsaufenthalts den Mann ihrer Träume kennen. Die beiden verstehen sich auf Anhieb. Allerdings: Die junge Frau bekommt ihre Periode – und dann treten kolikartige Schmerzen auf; diese veranlassen den hinzugezogenen Arzt, seine Patientin mit Blaulicht in die nächste Klinik zu bringen. Sie verlässt

die Klinik schon am nächsten Tag, da die Schmerzen nach krampflösenden Medikamenten nachließen und eine organische Ursache der Beschwerden ausgeschlossen werden konnte.
Was war passiert? Endlich hatte sie den Partner fürs Leben gefunden. Ihr Kopf schwelgte in den Freuden des „siebten Himmels". Wenn da nicht das Unterbewusstsein gewesen wäre: „Bist du sicher mit dem, was du da vorhast? Denk an deine letzte Partnerschaft! Das kann nur schiefgehen. Du wirst betrogen und alles ist noch schlimmer ..."
Der für die Fortführung der Existenz des Menschen zuständige Unterbauch wird blockiert.
Die Muskeln werden angespannt, die Durchblutung stark gedrosselt, ein Muskelpanzer umschließt das Becken, instinktiv, zum Schutz. Niemand hat jetzt hier eine Chance. Da jeder schlecht durchblutete Muskel bei Aktivität mit Krämpfen nach Sauerstoff schreit, krampft in diesem Zustand die Gebärmutter während der Periode.

Markante Charaktere im Verhaltensraum RM I

Zum einen finden wir in diesem Verhaltensraum Menschen ohne Körperempfinden. Kleine geduckte graue Mäuse, die nicht auffallen oder nicht auffallen wollen. Ihnen fehlt die Lust am Körper, die Kraft und die Energie, ihren Körper zu fühlen, ihn zu zeigen oder über ihn Kontakt aufzunehmen. Sie schotten sich ab aufgrund schlechter Erfahrungen in der Vergangenheit und wagen es nicht, sich zu öffnen, da sie befürchten, dass ihre Gefühle erneut missbraucht werden. Auch sie sind auf der Suche nach Zuwendung, Geborgenheit und Liebe, die sie sich durch Unterordnen einzuhandeln hoffen. Diesem Wunsch nach Geborgenheit steht ihr Negativismus gegenüber. Ihre negative kraftlose Grundeinstellung führt in der Vielzahl der Fälle in der Partnerschaft zu einem nebeneinander her, zu Leben aus Gewohnheit. Aggression wird nur im erprobten Terrain gewagt. Diese Menschen neigen zu Negativismus, Kraftlosigkeit, Rückzug und Misstrauen. Ihre Aggressionen zeigen sie durch Trotz und Schweigen. Auch ist oft die Aggression stark gegen sich selbst gerichtet. Sie lieben es, andere zu provozieren. Wenn sie arbeiten, arbeiten sie für andere.

Hoffnungslosigkeit, Existenzängste, Blasenängste, Angst vor der eigenen Sexualität beherrschen ihr Leben. Sie haben eine wechselhafte Beziehung zur Realität, sind unsicher im Handeln, ehrgeizig, neigen zu Minderwertigkeitsgefühlen. Sie haben Schwierigkeiten, Gefühle zu äußern und Angst sich zu öffnen. Störungen in ihrem Gesundheitssystem treten auf bei Überlastung und Überforderung durch die Umwelt.

Ein weiterer Typ in diesem Feld ist die Emanze, die ihre Aggressionen, wenn überhaupt welche vorhanden sind, nur zur Abwehr gegen den Mann einsetzt. Sie neigt zur Frustration, hat Angst sich unterwerfen zu müssen, ist selbständig, verfügt über ein kaltes unbeugsames Ego in Bezug auf ihre Handlungen, ist ehrgeizig, neigt betreffend die Sexualität zu Minderwertigkeitsgefühlen und verdrängt Emotionen. Sexualität dient ihr nur als Zeichen der Herrschaft über den Mann. Sie wird krank bei Kompetenz- und Kontrollverlust (bei gleichzeitigem Reaktionsmuster II)

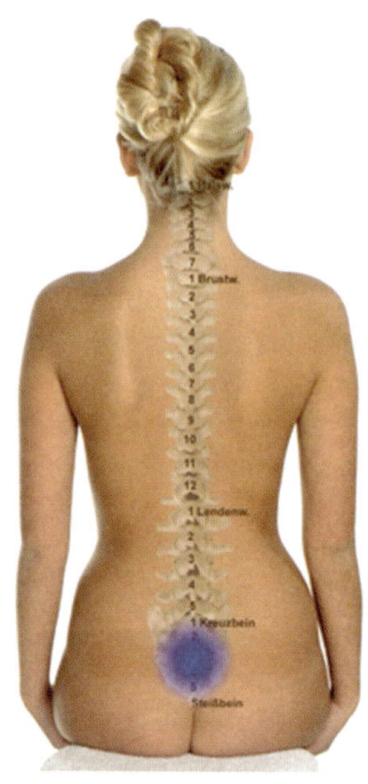

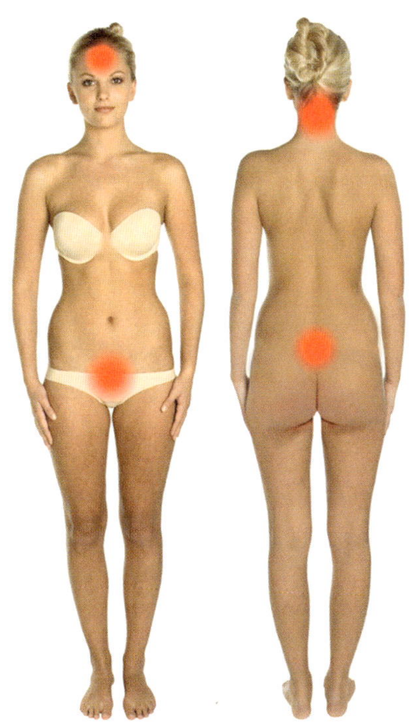

Lokalisation der Grundverspannung:
kinderhandtellergroße Fläche unterhalb des 5. Lendenwirbels

Ausstrahlung:
in die vordere, untere Bauchregion, teilweise auch in den Fußbereich

Ursachen:
Eine existenzielle Bedrohung unter und kurz nach der Geburt zusammen mit dem Sichergeben in diese bedrohliche Situation wird zur entscheidenden Prägung für das spätere Leben. Spätere Prägungen durch Erziehung, Verlust von Bezugspersonen, Fluchtsituation, Scheidung der Eltern, Missbrauch, Partnerkonflikte, Abtreibung oder Ähnliches werden diese Kerbe im Lebenslauf nur vertiefen und stabilisieren.

Mögliche Beschwerden:
Kalte Füße, kalte Hände (besonders bei Frauen), Probleme beim Wasserlassen, Periodenschmerzen, Eisprungschmerzen, tiefe Kreuzschmerzen, Verspannung zwischen letztem Lendenwirbel und Kreuzbein, Völlegefühl im Unterbauch, Spannungsschmerzen im Nacken (die bis in die Stirn hin ausstrahlen), Blasendruck, Reizblase, wundes Gefühl in der Scheide mit Ausfluss, Haarausfall, Endometriose, Schmerzen beim Verkehr. Unregelmäßige, verstärkte, verlängerte, verkürzte, schmerzhafte Periode, Schmierblutung und Zwischenblutung, kein Eisprung, Ausfluss, Harndrang, Hitzewallungen, bei Kindern Bettnässen.

Ängste (existenzbezogen):
Zukunftsängste, Verlustängste, Ängste um den Arbeitsplatz, den Partner; Ängste, die Existenzgrundlage zu verlieren; Ängste, eine feste Bindung einzugehen; Ängste, bindende Entscheidungen zu treffen; Ängste vor Krankheit, Tod und Verletzung.

Werte:
Liebe,
Sexualität,
Partnerschaft,
Bindung,
Urvertrauen,
Körpergefühl,
Positive Arbeitsstelle

Erläuterungen:
Die Scheidenschleimhaut besteht aus einem Gewebe von ungefähr dreißig Zelllagen. Die innerste Lage hat auffällig große Kerne und sehr wenig umgebende Zellflüssigkeit (Zytoplasma), während in der äußersten Lage die Verhältnisse genau umgekehrt sind: kleine Kerne und großer Zytoplasmasaum. In den äußeren Zellschichten ist sehr viel Glykogen angereichert, welches den in der Scheide vorkommenden Milchsäurebakterien als Nahrung dient. Diese Bakterien, die als Polizei der Scheide bezeichnet werden, wandeln dieses

Glykogen in Milchsäure um. Das Scheidenmilieu wird sauer und verhindert so die Ansiedlung von Pilzen und krankhaften Bakterien, die in saurer Umgebung nicht bestehen können.
Eine Mangeldurchblutung der Scheide bedingt ein Fehlen dieser äußeren Schleimhautzellen. Dadurch finden wir nur noch eine Schichtdicke von ca. 12 bis 16 Zellen. Die Zellkerne der äußersten Schicht sind dicker, der Zytoplasmasaum eng. Glykogen ist kaum noch vorhanden. Die Milchsäurebakterien haben keine Nahrung mehr und gehen zugrunde. Krankhafte Bakterien und Pilze überwuchern die Scheide. Es entsteht eine Fehlbesiedlung der Scheide mit unangenehm riechendem Ausfluss. Eine eigentliche Entzündung liegt noch nicht vor. Gut ein Viertel aller Frauen leidet unter dieser Fehlbesiedlung. Das Bakterium, welches sich am häufigsten in die Scheide hinein mogelt ist Gardnerella, auch Haemophilus vaginalis genannt. Es hat die Eigenschaft, in Phasen der Minderdurchblutung im Scheidenbereich in die Zellen einzudringen und Amine zu bilden. Amine sind nach Fisch riechende Stoffe. Im Grunde erkennt man am Geruch des Ausflusses die psychische Verfassung der Frau.
Im Zustand der Minderdurchblutung – es muss noch gar nicht zur Fehlbesiedlung gekommen sein – fühlt sich die Scheide, wie auch die äußere Scheide, wund an. Die Frau klagt über ein Pilzgefühl, welches sie häufig zu ihrem Frauenarzt treibt. Der Verkehr ist schmerzhaft. Die Frau hat das Gefühl mit einem Reibeisen zu schlafen.
Minderdurchblutung führt zu Sauerstoffmangel und Sauerstoffmangel zur Anspannung der Muskulatur und zu Krampfneigung.
Im kleinen Becken äußert sich dieser Zustand außer in der Anspannung der Beckenbodenmuskulatur in einer Anspannung der Gebärmutterhaltebänder und einer ausgeprägten Abwehrspannung des Unterbauches. Die Gebärmutter, die im Normalfall locker im kleinen Becken aufgehängt ist, wirkt bei der Untersuchung wie festgezurrt. Beim Verkehr scheint die Scheide für die Frau zu kurz. Das Glied stößt in bestimmten Lagen gegen die sonst locker verschiebliche Gebärmutter und löst massive Schmerzen im Unterbauch und der oberen Lendenwirbelsäule aus. Die Frau klagt über ein Völlegefühl im kleinen Becken, so als würde sie schwanger sein oder eine kleine Kugel im Unterbauch mit sich herumschleppen.

Die Aufgabe der Gebärmutter außerhalb der Schwangerschaft besteht darin, durch Zusammenziehen die nach Eisprung nicht mehr benötigte Gebärmutterschleimhaut auszustoßen.
Beim Eisprung handelt es sich, von einem leichten Ziehen abgesehen, um einen schmerzfreien Vorgang. Bei Minderdurchblutung und Sauerstoffmangel treten Krämpfe auf. Gleichzeitig führt die Minderversorgung der Gebärmutterschleimhaut und der Muskulatur zu Zwischenblutungen, verlängerter Periodenblutung und Schmierblutungen vor der Periode.
Die Schleimhaut der Eileiter ist mit kleinen Flimmerhärchen ausgekleidet. Sie haben die Aufgabe, das befruchtete Ei durch wellenartige Bewegungen in die Gebärmutterhöhle zu treiben, wo es sich in der Gebärmutterschleimhaut einnistet.
Bei einer Minderdurchblutung ist diese wellenartige, gerichtete Bewegung gestört und verfrüht. Die Härchen bewegen sich ungezielt und die Spermientransportbewegung erschlafft schon lange vor dem Eisprung. Die Folge davon kann sein, dass der Eitransport nach der Befruchtung nicht mehr in ausreichendem Maß gewährleistet ist. Es kann im schlimmsten Fall zu einer Absiedlung des befruchteten Eies im Bauchraum kommen (Bauchhöhlenschwangerschaft) oder im Eileiter (Eileiterschwangerschaft.) Des Weiteren fehlt der Schutz vor in die Bauchhöhle durch die Eileiter aufsteigenden Schleimhautteilchen. Diese lagern sich in der freien Bauchhöhle, am Darm, der Blase und so weiter an, nisten sich ebenfalls ein und unterliegen nun dem gleichen Schleimhautzyklus, wie in der Gebärmutter. Da dieser Prozess vom Körper ummantelt wird, entstehen immer größer werdende Blasen, sogenannte Schokoladenzysten (Endometriose Zysten).
Endometriose wurde oft als Ursache für ein Nicht-schwanger-werden-Können verantwortlich gemacht. Neuerdings vertreten bestimmte Mediziner die Meinung, dass es sich nur um einen „Zustand bei“ Sterilität handelt. Man hat nachgewiesen, dass bei Bauchspiegelungen aus anderer Ursache bei jeder vierten Frau eine Endometriose bestand. Bei Frauen mit Kinderwunsch war jede zweite Frau betroffen. Aufgabe des Eierstockes ist die Ausbildung sprungreifer Eibläschen und bei Befruchtung, die Umwandlung des gesprungenen Bläschens in ein, das schwangerschaftserhaltende Hormon Gestagen produzierenden

Gelbkörper und die Herstellung des weiblichen Hormons Östrogen. Der Zeitpunkt des Eisprungs und der Umfang der Hormonbildung fällt unter die Zuständigkeit des Reaktionsmuster I (s.u.). Bei einer Mangeldurchblutung des Eierstockes werden nicht mehr genügend Östrogene produziert. Es treten wechseljahrähnliche Beschwerden auf, wie Hitzewallungen. Die Regelabstände verkürzen sich oder die Periode bleibt aus, Depressionen entstehen.

Der wesentliche Unterschied zu Wechseljahren besteht jedoch darin, dass die Hirnanhangsdrüse dem Alter der Frau entsprechend arbeitet und auf diesen Östrogenmangel nicht mit einer verstärkten Produktion von einem die Östrogenbildung fördernden Hormons reagiert. Die gestörte Östrogenproduktion führt aber, wie bereits bei Scheide und Gebärmutter beschrieben, zu einer geringeren Schichtung der Scheidenschleimhaut mit Wundgefühl, zu Zwischenblutungen und zur Reizblase.

Eine bindegewebige Umwandlung in bestimmten Organbereichen tritt auf, wenn die langjährige Unfähigkeit sich gegen die körperliche oder existenzielle Bedrohung zu wehren, aus eigener Kraft nicht bewerkstelligt werden kann, und der Körper die Mangeldurchblutung der jeweiligen Organe beibehält.

Durch die dauernde Unterversorgung mit Sauerstoff und dem begleitenden Östrogenmangel kommt es zu verstärktem Bindegewebseinbau in der Scheidenhaut. Die Scheide wird enger, schlechter dehnbar und leichter verletzlich.

Die chronische Mangeldurchblutung der äußeren Scheide kann, wenn gleichzeitig eine Leber-Galle Funktionsstörung vorliegt (Reaktionsmuster IV), zu juckenden, chronisch entzündeten, bindegewebig durchbauten Schamlippen führen (Lichen sklerosus, Kraurosis vulvae). Eine Entartung zu einer Vulva Karzinom ist in diesen Fällen möglich. Deshalb sollten regelmäßige, ärztliche Kontrollen stattfinden. Diese Erkrankung ist in den meisten Fällen mit einer Leber-Galle-Funktionsstörung kombiniert.

Die dauernde Sauerstoffminderversorgung des Gebärmutterhalses lässt chronische, oft durch Herpesviren (HPV) geschürte, schwere Entzündungen aufkommen, sogenannte Dysplasien, die als Krebsvorstufen bewertet werden müssen. Der jährliche Krebsabstrich wird kontrollbedürftig (Papanicolao IIID).

Die Gebärmuttermuskulatur ist in Form kleiner Knäuel aufgerollt. Diese eigenartige Anordnung der Muskelfasern erlaubt die ungeheure Ausdehnung der Muskelhülle in der Schwangerschaft. In der Rückbildungsphase nach der Geburt rollen sich die aufgespulten Fasern wieder zu weichen Strukturen zusammen. Eine der Aufgaben des Gebärmuttermuskels ist es, während der Monatsblutung die – da keine Befruchtung eingetreten ist – nicht mehr benötigte Gebärmutterschleimhaut abzustoßen und auszupressen. Kommt es nun aus obengenannten Gründen, zu einer Minderdurchblutung der Gebärmutter, so versucht diese, durch eine Vergrößerung der Muskelmasse, den durch Sauerstoffmangel bedingten Kraftverlust auszugleichen. Die Gebärmutter nimmt insgesamt an Größe zu.
Eine weitere Folge des Sauerstoffmangels kann sein, dass die oben beschriebenen Muskelknäuel in bindegewebige Kugeln umgewandelt werden, die dann, wie Sand im Getriebe, die Funktion der übergebliebenen intakten Muskulatur behindern.
Die Vermehrung der Gebärmuttermuskulatur, wie auch die bindegewebige Umwandlung der Muskelknoten nennt man Myom-Bildung. Myome sind harmlose Gebilde ähnlich Narben, bisher ohne Tendenz jemals bösartig zu werden. Es besteht bei Beschwerdefreiheit kein Grund diese operativ zu entfernen. Mindestens jede dritte Frau hat Myome, ohne es zu wissen. Hat eine Frau von ihren Myomen nach einer Untersuchung beim Frauenarzt erfahren, wird diese oft, entweder durch den Gynäkologen selbst, durch Gespräche mit Freundinnen oder Bekannten verunsichert, sodass „ihr Unterbauch und ihr Myom" plötzlich für sie zum Zentrum der Gedanken werden. Beschwerden sind die unvermeidliche Folge. Myome müssen operiert werden, wenn die Gebärmutter Kindskopfgröße erreicht oder die Funktion dermaßen eingeschränkt ist, dass es zu starken und zu langen Regelblutungen oder Zwischenblutungen kommt oder durch die Größe Verdrängungserscheinungen, wie Druck auf Blase, Darm, Nerven oder Gefäße (Stauungen in den Beinen) entstehen. Myome sind immer mit einer Leberfunktionsstörung verbunden (siehe Choleriker Kiste). Die Leber schafft es nicht mehr, alle anfallenden Östrogene zu verstoffwechseln. Dieser Östrogenüberhang wirkt auf die Gebärmuttermuskulatur und veranlasst, sie zu wachsen.

Die überschüssigen Östrogene bewirken zusätzlich aber auch noch ein verstärktes Schleimhautwachstum und dieses äußert sich wieder in einer verstärkten Periode.
Weitere typische Beschwerden bei Myomen oder bindegewebig durchbauter Gebärmuttermuskulatur sind leberstückartige Blutgerinnsel in der Blutung. Weil die Gebärmutter zeitweise zu schwach ist, das Blut herauszudrücken, gerinnt das Blut in der Gebärmutterhöhle und mit dem ersten Zusammenziehen der Gebärmutter landen die „Leberstücke“ in der Scheide. Die gleiche Ursache hat folgendes Phänomen: die Regel kommt für einen Tag. Aufgrund der Kontraktionsschwäche ist die Gebärmutter für einen oder zwei Tage unfähig sich zusammenzuziehen – die Blutung bleibt aus. Am dritten oder vierten Tag setzt die Blutung wieder ein.
Aus der obengenannten virusbedingten Muttermundentzündung kann, wenn die Frau zu ausgeprägter Gefühlsunterdrückung neigt, und das bisherige Fehlverhalten beibehalten hat, Gebärmutterhalskrebs entstehen.
Das Dekompensationsstadium ist erreicht, wenn die inzwischen bindegewebig umgewandelten Myom-Knoten die noch funktionsfähige Muskulatur blockieren oder die Gebärmutter inzwischen an minderwertiger Muskelmasse so zugenommen hat, dass eine ausreichende Blutstillung in der Gebärmutterhöhle nach Ausstoßung der Gebärmutterschleimhaut nicht mehr stattfinden kann. Die Frau wird langfristig zu viel Blut verlieren. Es besteht die zwingende Notwendigkeit, die Gebärmutter zu entfernen.
Im Bereich der Wirbelsäule ist jedem Wirbelsegment ein Muskelsegment, ein Hautsegment und ein Organsegment zugeordnet. Treten unerwartet Probleme auf, die nicht lösbar scheinen oder werden alte Probleme neu aufgewärmt, entstehen die Lowen´schen Muskelpanzerungen. Es kommt vor allem im Bereich der Wirbelsäule zur Anhebung der Haut- und Muskelspannung. Die Wirbelkörper werden durch massive Muskelkontraktion „zusammengenietet“, um die Verletzbarkeit von außen über die schützende Muskelplatte einzuschränken. Hierdurch wird die Wirbelsäule in der jeweiligen Biegung (Lordose, Kyphose) „eingefroren“, ihre Beweglichkeit aber massiv eingeschränkt.

Der Druck auf die Zwischenwirbelscheiben, die sogenannten Bandscheiben, nimmt so zu, dass eine leichte Fehlbewegung zur kurzfristigen Verlagerung der Bandscheibe und zur Nervenreizung, dem Hexenschuss führen kann.
Bleibt die Muskelspannung langfristig erhöht, wird die Bandscheibe in Richtung Rückenmark abgedrängt, es resultiert der Bandscheibenvorfall meist in Höhe des letzten oder vorletzten Lendenwirbels und dem Kreuzbein.

In den letzten 10 Jahren treten vermehrt, aber immer noch sehr selten, Gebärmuttersarkome auf. Die Ursache dieser seltenen Entartung scheint in der Zunahme der Hormonkonzentrationen im Trinkwasser und der östrogen-ähnlichen Wirkung des Weichmachers Bisphenol A in Plastikfolien begründet zu sein.

Beispiel: Endometriose

Endometriose ist momentan die gynäkologische Modeerkrankung überhaupt. Jeder der Schmerzen im Unterbauch hat, jeder, der keine Kinder bekommt, jeder, bei dem der Frauenarzt im Ultraschall eine trübe Zyste festgestellt hat, bekommt den Stempel „Endometriose" aufgedrückt.
Alle sprechen von Endometriose und keiner weiß genaues. Was ist Endometriose?
In der engen Definition handelt es sich um eine Erkrankung, bei der Gebärmutterschleimhaut (Endometrium) außerhalb der Gebärmutter zu finden ist. So kann diese Schleimhaut beispielsweise im Darm, in der Bauchhöhle, in der Haut, usw., abgelagert sein. Das Teuflische bei dieser Erkrankung ist jedoch, dass sie hormonabhängig ist. Jeden Monat wird in den ausgelagerten Schleimhautinseln neue Schleimhaut gebildet und die alte abgestoßen. Die Inseln wachsen und werden zu Endometriomen. Eröffnet man diese, fließt eine zähe, schokoladensirupartige Masse heraus. Deshalb werden Endometriose Zysten auch Schokoladezysten genannt. Aber was ist die Ursache der Endometriose?

Geht man auf die Straße und bittet vier beschwerdefreie Frauen eine Bauchspiegelung vornehmen zu lassen, so wird man statistisch gesehen bei einer von ihnen Endometriome finden. Äußert man bei Frauen, die schwanger werden wollen, aber aus irgendwelchen Gründen nicht können, den gleichen Wunsch, so wird die Hälfte dieser Frauen Endometriose Zeichen aufweisen.
Ärzte der Darmstädter Frauenklinik haben in Bezug auf die Endometriose zwei wichtige Feststellungen gemacht:
Die in den Bauchraum versprengte Schleimhaut besteht nicht nur aus Schleimhautanteilen, sondern auch aus glatter Muskulatur, den gleichen Anteilen, aus denen auch die Gebärmutter aufgebaut ist. Der Körper bildet mit Hilfe der Endometriose also ganz viele „Hilfsgebärmütter" in der Hoffnung, doch noch schwanger werden zu können. Dieses Verhalten ist mit dem Johannistrieb vergleichbar, den bedrohte Pflanzen entwickeln, als letzte Maßnahme, ihre Art zu erhalten. Im Normalfall treten um den Zeitpunkt des Eisprungs wellenartige Bewegungen in der innersten Muskelschicht der Gebärmutter auf, die den Spermientransport dadurch beschleunigen sollen, dass sie das Sperma in Richtung Eileiter pumpen. Bei Endometriose-Patienten tritt dieser Pumpmechanismus viel zu früh und deutlich verstärkt Wochen vor dem Eisprung auf und erschlafft einige Tage vor dem Eisprung. Die Chance schwanger zu werden, ist durch diesen Übereifer deutlich reduziert.
Ursache für diese Mechanismen scheinen in meinen Augen Notfallprogramme des vegetativen Systems zu sein, die in diesem Fall im Beckengeflecht und Keimdrüsengeflecht ablaufen.

Interaktionen

Bei der Aktivierung bestimmter Reaktionsmuster können Überschneidungen mit anderen Funktionskreisen Beschwerden verursachen, die auf den ersten Blick nicht verständlich sind.
So treten durch das craniosacrale Wechselspiel Verspannungen im hinteren Nackenbereich auf.

Da bei segmentaler Beeinträchtigung – bei Reaktionsmuster I sind die Segmente L5 bis S2 betroffen – die Schmerzen in das auslaufende Segment abgestrahlt werden, treten hier Störungen im Bereich der Achillessehne und des Fußes auf.

Funktionskreise, Yang-Meridiane und Gesichtszeichnung

Alle Reaktionsmuster können Funktionskreisen der TCM zugeordnet werden. Spezifische Faltenzeichnungen oder Schwellungen im Gesicht lassen sich auf den Verlauf der Yang-Meridiane zurückzuführen. Hier kann es zu Faltenbildung und/oder Schwellungen kommen.
Eine dieses Reaktionsmuster kennzeichnende Gesichtsfaltenbildung im Stirnbereich finden wir im Bereich des Blasenmeridians zwischen den Punkten Blase 2 und Blase 3.

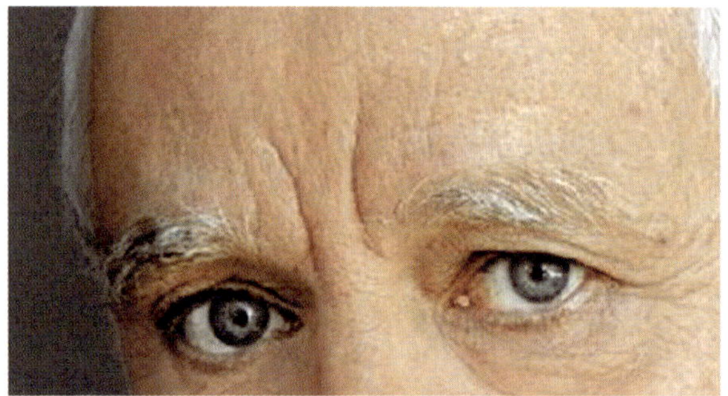

Das Herz-Dünndarm-Reaktionsmuster (RM II):

Das Bestreben des Menschen anerkannt zu werden in Bezug auf die Leistung des eigenen Körpers und Geistes

(Verhalten: Aktive Abwehr der existenziellen Bedrohung, Kampf
Themen: Existenz, Leistung, Führung, Kompetenz)

Die Ehe der Eltern ist auseinandergegangen. Der Vater ist früh gestorben oder der Vater ist eine zu schwache Persönlichkeit und die Mutter muss führen.
Aus dieser Situation heraus muss das Kind zur Unterstützung der Mutter die Rolle des Vaters übernehmen. Für Zärtlichkeit ist in dieser Familie keine Zeit.
Oder der Vater ist eine sehr starke und autoritäre Person. Er ist aufgrund eigener Prägung zu körperlicher Zuwendung, wie Schmusen, Streicheln, Kuscheln, nicht fähig. Zärtliche Gefühle werden vielmehr als Schwäche abgewertet.
In beiden Fällen muss die Tochter oder der Sohn, um Streicheleinheiten zu erhaschen, Leistung erbringen. Leistung für Liebe wird ihre Lebensdevise. Sie sind kleine Erwachsene, die nie Kind sein dürfen.
Es entsteht ein unterbewusster Hass auf den Vater oder die Position des Vaters, der alles bestimmen kann und darf, der die Kindheit geraubt hat, der die körperliche Zuwendung verweigert hat.
Dieser Hass wird bei Frauen später auf alle Männer übertragen. Leitziel wird es im späteren Leben sein, alles besser zu machen als die Männer, immer vor den Männern zu sein und das Sagen zu haben.
Bei Männern besteht unterbewusst die enge Vater-Kind-Beziehung weiter: „Schau mal Vater, was ich geleistet habe! Bin ich nicht ein braver Junge!? Du musst stolz auf mich sein!“ Auch wenn diese Worte nie direkt ausgesprochen werden. Workaholics sind in dieser Gruppierung eher die Regel. Wird ein Leistungsdruck erzeugt, dem das Kind nicht ausweichen kann, muss es lernen, Leistung zu

erbringen. Merkt es, dass es Leistung erbringen kann, wird es stolz auf den Körper sein, der diese Leistung erbringt. Es gewinnt deutlich an Körperbewusstsein und bringt dieses ins Spiel ein.
Vermehrtes Körperbewusstsein kann sich sowohl als Steigerung der körperlichen Aktivität, Attraktivität oder auch als verstärkte Leistungsbereitschaft äußern. Frauen müssen sich in der Pubertät entscheiden, wie sie zu ihrer Weiblichkeit stehen:
Eine Gruppe unterstreicht ihre körperliche Anziehungskraft (Kosmetik, Figur betonende Kleidung, Sprache, Gestik), „lockt" Männer an und wenn diese „anspringen", schüttelt die Frau aus Angst, sie werde vom Mann sexuell benutzt, diesen ab. Solches Verhalten entspringt dem obengenannten Hass gegen Männer, stärker jedoch der nie geübten und nicht vorhandenen Fähigkeit mit Gefühlen umzugehen. Diesen Typ von Frauen findet man als aparte Persönlichkeit in gehobenen Positionen.

Die andere Gruppe (bei gleichzeitig bestehendem Reaktionsmuster I) vermummt ihren Körper. Wie ich bereits oben erwähnt habe, erkennt man diese Frauen an der ihnen gemeinsamen farblosen Uniform: weite Hosen, meistens Jeans, überweite, Po und Bauch überdeckende, hochgeschlossene Pullis und so weiter. Beginnt dieses Verhalten schon mit der Pubertät, ist eine in der frühen Kindheit stattgefundene, evtl. auch vorgeburtlich bedingte Störung wahrscheinlich.

Sexualität mit Männern dient in dieser Gruppierung nur als Zeichen der Gewalt über den Mann. Oft werden gleichgeschlechtliche Beziehungen gesucht.

Beiden Frauentypen ist eigen, dass, wenn sie eine Partnerschaft eingehen, sie im Partner immer einen Sohn oder einen Vater suchen. Es kann sogar der gleiche Mann sein, der beide Rollen einnimmt. Die männlichen Partner haben oft in ihrer Vergangenheit eine ähnliche Prägung erlebt, wie die Frauen, mit denen sie die Bindung eingegangen sind.

So wie der Mann als Sohn und Vater handelt, spielt die Frau oft gleichzeitig die Rolle von Mutter und Tochter für den Mann.
Die Frauen, wie ihre zugehörigen Männer, sind jedoch unfähig, im Partner Sexualität und Liebe unter einen Hut zu bringen. Da Partnerschaften in der Regel aus einer Liebesbeziehung entstehen, heißt das, dass beide Partner zu außerehelichen sexuellen Beziehungen neigen. Geht man auch hier von einer möglicherweise vorgeburtlichen Prägung aus, so kann man, wie beim Reaktionsmuster I, von einer existentiellen Bedrohung um die Geburt ausgehen, nur mit dem Unterschied, dass gegen die Situation angekämpft wurde. Der Kampf um die eigene Existenz, das Durchhalten um jeden Preis wird den späteren Lebensweg bestimmen.
Diesen Personen ist ein hohes Durchsetzungsvermögen zu eigen. Wehe es stellt sich ihnen jemand in den Weg oder bezweifelt ihre Kompetenz! Sofort schaltet die sonst reizende, immer hilfsbereite Person auf Angriff und verliert dabei oft die Nerven.

Beispiel: Herzinfarkt

Als Kind wurde Hans G. auf Leistung getrimmt. Er musste im Haushalt mithelfen und trug einen großen Teil Verantwortung im täglichen Ablauf. Die Eltern waren beide berufstätig, sonst hätten sie die Familie nicht ernähren können. Abends, wenn sie von der Arbeit kamen, fielen sie müde und erschöpft in die Wohnzimmersessel und entspannten sich vor dem Fernseher. Zum „Knuddeln" war da wenig Zeit. Die einzige Möglichkeit für Hans, sich Zuwendung zu holen, war die, Leistung zu zeigen und darüber zu sprechen. „Papa, Mama schaut mal, hab' ich das nicht gut gemacht? Bitte streichelt mich dafür, ich habe es verdient." Das waren die Gedanken, die der Kleine im Kopf hatte. Er wurde erwachsen, die Eltern starben. Inzwischen arbeitete er in der Autoproduktion. Das erlernte Prinzip blieb das gleiche: Anerkennung gegen Leistung. Jetzt waren es nicht mehr die Eltern, es waren die Vorgesetzten, die Leistung erwarteten. Hans war zufrieden, solange er Arbeit hatte. Allerdings, das Herz machte ihm zu schaffen: Herzjagen und ein paar Aussetzer zwischendurch. Aber wer hat das nicht?! Die Zeiten wurden schlechter und im Alter von 52 Jahren wurde

er in den vorzeitigen Ruhestand abgeschoben. Es war niemand mehr da, für den er Leistung erbringen konnte. Er war gerade drei Monate in Rente, als ein Herzinfarkt ihn heimsuchte.
Was war passiert? Es war wieder dieser Muskelgürtel, dieser instinktive Schutz, der das Leben aufrechterhalten sollte. Diesmal waren es nicht die Fortpflanzungsorgane, die geschützt werden mussten, sondern der Lebensmotor, das Herz. Nur hat unser Unterbewusstsein leider bis heute nicht begriffen: Wenn man einen Panzer um das Herz zieht, bleibt die Durchblutung des Herzens auf der Strecke. Und das kann bei dem hohen Sauerstoffverbrauch dieses Muskels auf Dauer tödlich sein.

Markante Charaktere im Verhaltensraum RM II

Die Menschen mit Reaktionsmuster II zeigen betonten Körpereinsatz. Sie unterstreichen ihren Körper, indem sie sich modisch kleiden, Makeup auflegen. Gleichzeitig täuschen sie aber durch diese Maßnahme falsche Tatsachen vor: Sie verkleiden und vertuschen den wahren Körper und legen eine Maske auf. Durch ihre Art sich zu bewegen, zu gehen, zu blicken, zu lachen, verstehen sie, auf sich aufmerksam zu machen und haben gelernt, für jede Situation ein gezieltes Rollenspiel ablaufen zu lassen. Durch ihre Ausstrahlung, ihren Charme und ihr Auftreten versuchen sie andere zu fesseln und an sich zu binden. Dahinter steckt oft die Suche nach der Liebe, die sie als Kind nicht erhalten haben. Zuwendung gegen Leistung, das war das tägliche Tauschgeschäft ihrer Jugend. Sie waren kleine Erwachsene mit großer Eigenverantwortung, die für andere da zu sein hatten. Jetzt wo sie groß geworden sind, stehen sie immer noch unter dem Druck, Leistung erbringen zu „müssen", immer kompetent sein zu „müssen", immer hilfsbereit sein zu „müssen", usw. Sie haben inzwischen verlernt, Liebe geben oder annehmen zu können.
Ihr Körper, ihr Tun, sind einfach nur noch Vermittler, für das Gefühl, zur Kenntnis genommen, gebraucht oder akzeptiert zu werden. In dieser Gruppe von Menschen finden wir rigide oder hysterische Tendenzen. Typen, die in diesen Bereich passen, wären unter anderem der

passiv-feminine smarte Typ mit Neigung zu Hoffnungslosigkeit und Verzweiflung, Angst vor Homosexualität. Ihm fehlt jegliche Beziehung zur Realität. Er ist unsicher im Handeln, hat Schwierigkeiten Gefühle zu äußern, kann in der Partnerbeziehung nur der Vater oder das Kind sein. Zur Partnerin wählt er häufig den koketten Typ von Frau oder die Macherin, da diese die gleichen Schwierigkeiten in der Partnerbeziehung haben. Alle drei Typen brauchen im Grunde zwei Partner: einen für die Sexualität und einen für die Liebe und das Schmusen. Probleme treten auf, wenn dieser Typ durch sein Umfeld abgelehnt wird.

Dann der Macher mit geringen Aggressionsanteilen. Er reagiert nur, wenn er angegriffen wird, ist immer ruhelos mit hohem Arbeitsdrang, neigt zur Frustration, hat Angst zu scheitern oder Angst vor Kompetenzverlust, zeitweise besteht Herzangst. Er agiert selbständig, führt, ist kalt und unbeugsam in seiner Handlung, entwickelt großen Ehrgeiz, neigt aber auch zu Minderwertigkeitsgefühlen und verdrängt Emotionen. Krankheiten treten auf, wenn er Kompetenz und Kontrolle entzogen bekommt.
Dann die zu hysterischen Reaktionen neigende kokette Frau mit geringem Aggressionsanteil. Sie kann sich nicht selbst verteidigen, will durch ihr Auftreten sexuell provozieren, blockt aber in dem Moment ab, indem sie ihr Ziel erreicht. Sie ist ruhelos, hat oft das Gefühl, nicht beachtet zu werden, hat Angst sich in der Sexualität eigenen Gefühlen hinzugeben. Sexualität dient ihr nur zur Schuldzuweisung gegen den Mann. Störungen treten auf bei drohender Abhängigkeit und Gebundenheit.

Lokalisation der Grundverspannung:
zwischen den Schulterblättern auf Höhe des 3. und 4. Brustwirbels

Ausstrahlung:
handflächengroß in den Bereich des oberen Brustbeins, zwischen die Schulterblätter und manchmal in den linken Kieferwinkel

Ursachen:

Ähnlich wie unter Reaktionsmuster I. kann eine existenzielle Bedrohung unter und kurz nach der Geburt vorliegen. Die Kinder werden mit hoher Eigenverantwortlichkeit großgezogen. Ein Elternteil ist oft gar nicht vorhanden oder tritt in seiner Persönlichkeit deutlich zurück. Aus dieser Situation heraus muss das Kind schon sehr früh als kleiner Erwachsener in der Familie Leistung erbringen, um Zuwendung zu erhalten.

Mögliche Beschwerden:

Neigung zu abendlichem Herzklopfen, Herzjagen, ausstrahlenden Schmerzen in die Kleinfingerseite des linken Armes, Druck im linken Kieferwinkel. Druckschmerzen vor dem Herzen und zwischen den Schulterblättern, Engegefühl im Brustkorb, Beschwerden im Bereich des 7. Halswirbels und des 3. bis 6. Brustwirbels, Konzentrationsstörungen,

geistige Unruhe, Schlafstörungen, Gemütsstörungen, Störung des Langzeitgedächtnisses, Harndrang, Spannungsgefühl im Unterbauch.

Ängste:

Kompetenzängste,
Zukunftsängste,
Versagensängste

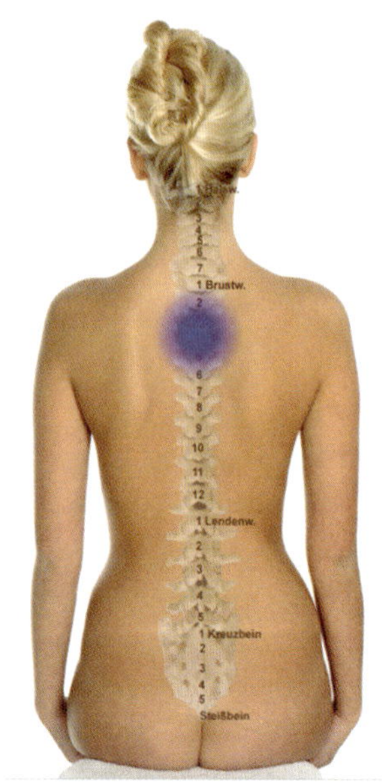

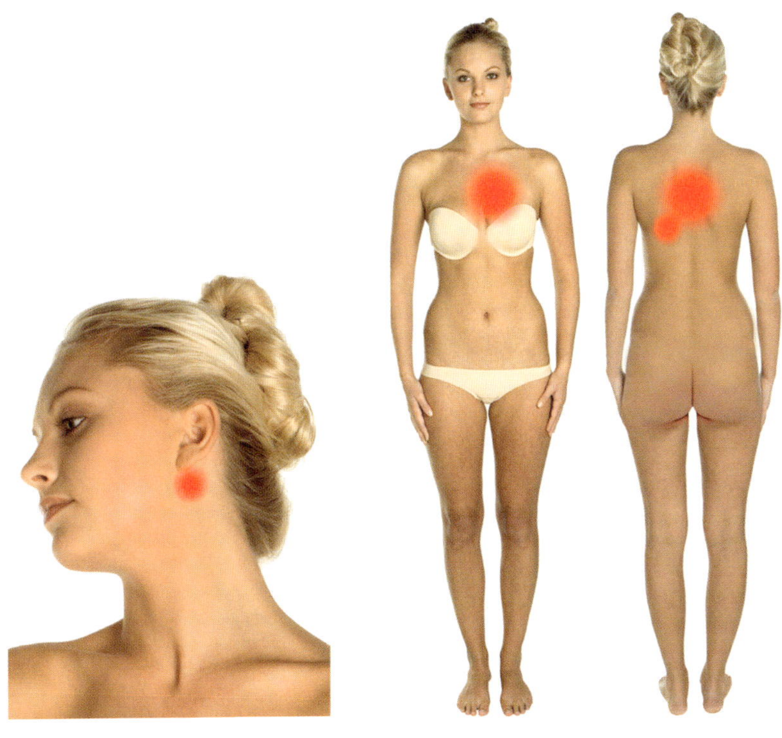

Werte:
Zuwendung erhalten ohne Leistungserbringung,
Stärke,
Anerkennung (der Leistung),
Kraft (keine Schwäche zeigen),
Erfolg,
Gebrauchtwerden (in der Person des Leistungserbringers),
Zuverlässigkeit,
Führungspotential,
Kompetenz

Erläuterungen:
Befindet sich der oder die betreffende in dauerndem Kompetenzdruck (drohende oder tatsächliche Arbeitslosigkeit, zu hohe Anforderungen auf neuer Arbeitsstelle oder ähnliches) tritt im Segment des 3. und 4. Brustwirbels eine Gefäßengstellung mit daraus folgender Mangeldurchblutung auf.
Im Herzbereich führt das bei längeren Belastungssituationen durch Engstellung der Herzkranzgefäße zu Herzenge (Angina pectoris) zeitweise mit dem Gefühl von Vernichtungsangst verbunden. Gleichzeitig bildet sich eine Wirbelblockade in Höhe des dritten und vierten Brustwirbels. Beschwerden treten bevorzugt gegen Abend und in der Nacht zwischen 23 Uhr und 2 Uhr auf.
Der Bronchialbereich scheint bei Dauerbelastung des Herzfunktionsfeldes nicht betroffen zu sein.
Eine Mangeldurchblutung des Dünndarms führt zur mangelnder Abwehrfähigkeit der Darmschleimhaut. Krankhafte Bakterien nisten sich ein und greifen die Schleimhaut an. Es entsteht eine Erkrankung namens M. Crohn, eine chronisch aggressive Entzündung des Dünndarms mit möglicher Fistelbildung (Verbindungen zwischen verschiedenen Darmabschnitten).
Durch dauernden Sauerstoffmangel der Vasa vasorum, das sind die Blutgefäße, die für die Durchblutung der Blutgefäße verantwortlich sind, kommt es zur Zunahme des Bindegewebsanteils in den Herzkranzgefäßen mit Verdickung und folgender Verkalkung der Gefäßwände.
Die Verengung der Herzkranzgefäße führt über kurz oder lang durch Thrombose (Gefäßverschluss) oder Embolie zum Herzinfarkt, der, wenn er nicht zum Tode führt, in der Regel eine Umwandlung des betroffenen Herzmuskelgewebes in funktionsloses Narbengewebe zur Folge hat.

Interaktionen

Zu den auffälligen Beschwerden, die selten mit dem Reaktionsmuster II in Verbindung gebracht werden, gehört zum einen ein nicht zuordenbarer Druck oberhalb der Schamfuge.

Nicht weniger harmlos ist ein Druckgefühl im linken Kieferwinkel, was auf eine Einschränkung der Durchblutung in den Herzkranzgefäßen schließen lässt. Hier sollte relativ kurzfristig ein Arzt konsultiert werden.

Funktionskreise, Yang-Meridiane und Gesichtszeichnung

Patienten mit koronarer Mangeldurchblutung zeigen im Bereich des Ohrläppchens eine signifikante Falte, die ähnlich dem Kieferwinkelschmerz als Warnzeichen betrachtet werden muss. Sie befindet genau hinter dem Akkupunkturpunkt Dünndarm 19 innerhalb des Yang-Meridians im Funktionskreis Herz-Dünndarm.
Ein weiteres Zeichen bei koronarer Mangeldurchblutung ist der ausstrahlende Schmerz in den kleinen Finger der linken Hand.
Mit der westlichen Medizin lassen sich die Ausstrahlungen nicht erklären. Erklärungshilfen finden sich in der traditionell chinesischen Medizin, wenn wir den inneren und äußeren Meridianverlauf des Herz- und des Dünndarmmeridians betrachten. Hier erklärt sich auch die Korrelation zwischen der Verkalkung der Netzhautgefäße und der Herzkranzgefäße.

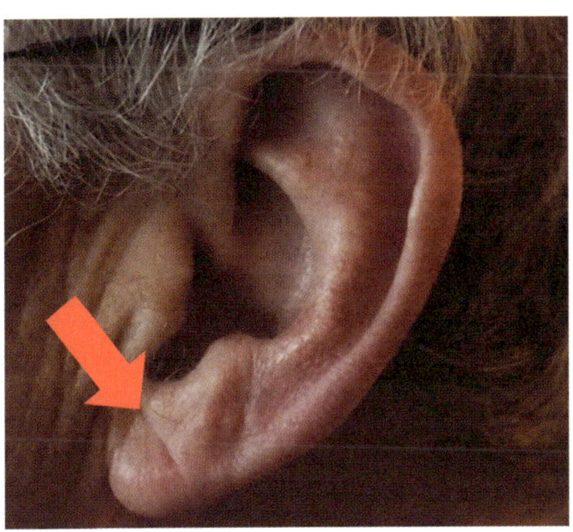

Das Dreifach-Erwärmer-Kreislauf-Sexualität-Reaktionsmuster III:

Das Bestreben des Menschen anerkannt zu werden in Bezug auf seine eigenständige Persönlichkeit.

(Verhalten: Passiv ertragener Angriff auf die eigene Persönlichkeit, Rückzug, Lethargie. Themen: Persönlichkeit, Umgang mit Stress, Kommunikation, Harmonie)

Ein Mädchen wird in einer Familie groß, in der dauernder Streit und Unfrieden herrschen. Um den Aggressionen aus dem Weg zu gehen, ergibt es sich dieser Situation und versucht, wo es nur kann, zu vermitteln und auszugleichen. Das Kind lernt Gefühle, wie Angst, Sehnsucht und Traurigkeit zu unterdrücken. Es muss funktionieren.
Aus der Jugendlichen wird eine von allen geliebte und geachtete Mitbürgerin. Geliebt und geachtet, weil sie es wundervoll versteht, immer gute Laune vorzutäuschen, die eigene Persönlichkeit völlig in den Hintergrund zu stellen und bei aufkommenden Meinungsverschiedenheiten ist sie der Meister des Schlichtens.
Ihr Wahlspruch fürs Leben: Immer nur lachen immer vergnügt, aber wie es drinnen aussieht, geht niemand was an. Jede eigene Meinungsäußerung wir entschuldigend mit einem Lachen quittiert, um diese im Kern zu entkräften.
Ein weiteres Beispiel:
Eine Frau heiratet einen Mann, der immer noch unter der Fuchtel der Mutter steht. Wenn der Teufel mitspielt, lebt die Schwiegermutter im gleichen Haus. In dieser Ehe stellt die Mutter des Ehemannes nun die oberste Kontrollbehörde dar. Sie gibt Anweisungen, was zu tun ist oder was besser hätte getan werden sollen. Durch ihre negative Reaktionsweise stellt sie eine ständige Bedrohung für die junge Familie dar. Der Ehemann ist in dieser Familienhierarchie, der der Mutter ergebene Sohn, der ein Eingreifen in diesen Mutter-Ehefrau-Konflikt, wenn immer nur möglich, umgeht. Es muss jedoch nicht immer die Schwiegermutter, die Rolle des Krankheitserregers übernehmen.

Es kann Situationen, wie pflegebedürftige Angehörige, ebenso der trink- oder streitsüchtige Ehemann sein, der Chef, der seine Machtposition ausspielt, der Sohn oder die Tochter, die die Frau unter Druck setzen und so weiter. Auf der anderen Seite können auch Situationen, wie pflegebedürftige Angehörige, mangelnde Finanzen, Schulprobleme der Kinder die Funktion der Schwiegermutter erfüllen.
Unter diesem starken Druck können sich bei der Frau, die obengenannten Krankheitsbilder entwickeln.
Nehmen wir an, die betreffende Frau will aus diesem „Schwiegermutter-Spiel" aussteigen und bekommt Brustkrebs.
In diesem Moment bemerkt sie, dass ihr etwas Besseres hätte kaum passieren können. Plötzlich steht sie im Mittelpunkt des Geschehens, eine Tatsache, auf die sie ein ganzes Leben lang gewartet hat. Jetzt fordert sie. Kommt alle her und seht, wie schlecht es mir geht! Kümmert euch um mich!
Für den Heilungsverlauf ist diese psychische Entwicklung schlecht. Solange ihr die eigentliche Ursache und der Einfluss ihrer inneren Einstellung auf die Erkrankung nicht bewusst ist, geht es der Frau besser als in der Vergangenheit ohne diese Erkrankung.
Meiner Meinung nach ist es die beste Brustkrebstherapie, der Frau ihr Fehlverhalten, welches zu Brustkrebs führte, klar zu machen und ihr Selbstbewusstsein so aufzubauen, dass sie auf ihre Erkrankung verzichten kann.

Beispiel: Brustkrebs

Auf dem Land wohnen alle Familienangehörigen häufig noch unter einem Dach zusammen. Es ist eine gute alte Tradition. Wenn da nicht ein kleiner, nicht zu umgehender Umstand wäre, der in der Vielzahl der Fälle zur Katastrophe führt.
Kevin ist 24 Jahre alt. Er arbeitet auf dem Hof seiner Eltern und unterstützt diese, wo er nur kann. Dann kommt es, wie es kommen muss. Bei der Geburtstagsfeier seines Freundes lernt er eine bezaubernde Jurastudentin kennen, die es ihm angetan hat. Kevin ist glücklich und beschließt, sie zu heiraten. „Mein Gott, eine Jurastudentin, was kann die uns schon auf dem Hof helfen?! Die ist sich doch zu schade dafür,

sich die Finger dreckig zu machen ..." So die Schwiegermutter. „Ich lasse mir von deiner Mutter doch nicht vorschreiben, wie ich mich zu verhalten habe und was ich auf dem Hof tun muss. Und schlag dir auf jeden Fall aus dem Kopf, dass ich mein Studium deiner Mutter zuliebe abbrechen werde!" So die Schwiegertochter. Die Fronten sind klar gezogen, der Krieg kann beginnen. Eine wird verlieren. Dazwischen der zwangsläufig unparteiische Sohn: „Ja, Mama, du kennst sie doch ... – Ja, Schatz, so ist sie halt, du wirst sie nicht mehr ändern ..."

Die Jahre vergehen. Die Schwiegertochter hat es schon lange aufgegeben, sich zu wehren. Brustkrebs nimmt ihr das Leben. Was ist passiert? Ähnlich wie beim Herzinfarktpatienten schützt sich die Schwiegertochter mit einer Verspannung im Bereich der oberen Brustwirbelsäule. Sie „buckelt". Sie sieht keinen Sinn darin, sich zu wehren: „Die Alte will doch immer recht behalten. Also halte ich den Mund, füge mich meinem Schicksal und führe so ein ruhigeres Leben." – Die Verspannung schränkt jedoch die Durchblutung in beiden Brüsten ein. Das sogenannte prämenstruelle Syndrom mit Brustspannung, Wassereinlagerung, Schlechtlaunigkeit geht voraus, dann folgen Zysten und Knoten in der Brust und schließlich der Krebs.

Markante Charaktere im Verhaltensraum Reaktionsmuster III:

Hier gibt es Leute ohne Rückgrat, ohne eigene Persönlichkeit, die um des lieben Friedens willen sich allem und jedem unterordnen und unterwerfen. Sie zeigen keine Persönlichkeitsausstrahlung, es sind die ergebenen Sklaven, die allen alles recht machen wollen, die energiemäßig an der eigenen Substanz zehren und die immer einen Herrn brauchen, der ihnen eigene Entscheidungen abnimmt. Sie leben in der Persönlichkeit dieses Herrn. Dessen Erfolge sind ihre Erfolge, dessen Niederlagen sind ihre Niederlagen. Häufig werden sie ausgenutzt und krankgemacht. In ihrer Kindheit sind diese Menschen in Familien groß geworden, wo Zank und Streit den Tagesablauf bestimmten und wo sie lernen mussten, auszugleichen. Sie haben einen absoluten Mangel an Aggressionen, neigen zur Selbstverleugnung.

Lokalisation der Grundverspannung:
kinderhandtellergroße Flächen über dem 3. und 4. Brustwirbel sowie über dem 11., 12. Brustwirbel und 1. Lendenwirbel

Ausstrahlung:
unter die Achselhöhlen und in beide Brüste, beim Mann über den mittleren Brustbeinbereich. Weitere stechende Schmerzen gehen von der oberen Lendenwirbelsäule aus und strahlen punktuell über beide Leisten.

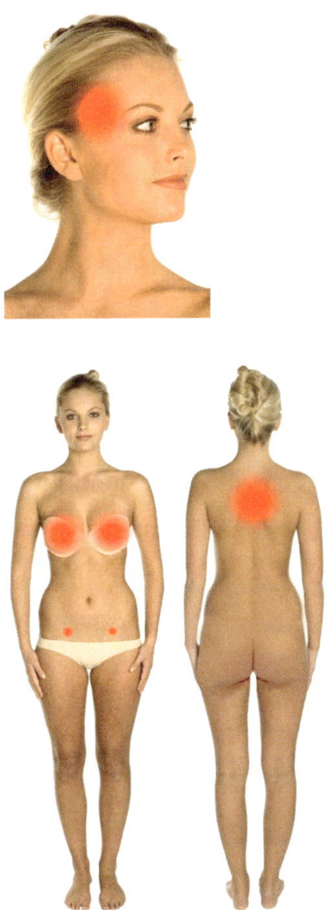

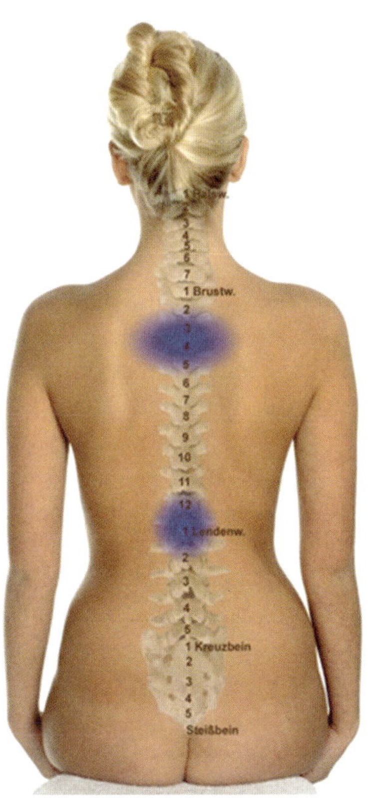

Ursachen:
Die Chaosfamilie. Nehmen wir als Beispiel eine kurze Szene aus der Fernsehserie „Die Super-Nanny“ mit Katharina Saalfrank: Ein schreiender, tretender, vielleicht acht Jahre alter Junge wird von der Mutter an einem Fuß über den Boden gezogen. Seine heulende kleine Schwester verlässt panisch das Zimmer, ein weiterer Bruder trinkt apathisch seine Limonade. Die Mutter gibt an, früher in solchen Situationen zum Stock gegriffen zu haben. Geschrei und Aggressionen unter den Kindern bestimmen das Bild. Über allem aber steht der in den Augen der Kinder sichtbare, aber unerfüllbare Wunsch nach einer heilen Familie, nach Zuwendung und Glück ... Wer in einer solchen Familie groß wird, lernt entweder, seine Persönlichkeit unterzuordnen, oder flieht in die Unterwürfigkeit, um Ruhe und Harmonie zu gewährleisten.

Mögliche Beschwerden:
Neigung zu Depression, Herzjagen, Herzstolpern, Verspannungen zwischen den Schulterblättern, die in Achsel, Brust und Brustdrüse ausstrahlen; Schläfenkopfschmerzen, Leistenschmerzen, prämenstruelles Syndrom, Verspannung im Bereich Brustwirbelkörper 11 bis Lendenwirbelkörper 1 und Brustwirbelkörper 3-4. Erhöhter Prolaktin-Spiegel, Ausbleiben des Eisprungs, unregelmäßige Periode, Schilddrüsenüberfunktion, Milchfluss; die Brust spannt; Gefühl, zu enge T-Shirts zu tragen.

Ängste:
Angst vor der Zerstörung einer Beziehung; Angst, nicht mithalten zu können; Angst, andere im Gespräch zu verletzen, Angst vor Harmonieverlust.

Werte:
Harmonie,
Entspannung,
Friede,
Ausgeglichenheit,
Selbstbewusstsein,
Eigenliebe (Durchsetzung der eigenen Bedürfnisse),
Einfühlungsvermögen,
Charme

Erläuterungen:
Schutzpanzerungen treten in diesem Reaktionsmuster auf, wenn um des lieben Friedens willen, die eigene Persönlichkeit gegenüber einer anderen Person oder einer Situation zurückgenommen wird.
Bei Frauen in dieser Konfliktsituation treten ausgeprägte Muskelpanzerungen zwischen den Schulterblättern auf, die vor allem kurz vor der zu erwartenden Regel als Schmerzen in den vorderen Brustbereich, oft nur in die Brustwarzen oder die seitlichen Brustdrüsenanteile ausstrahlen. Diese Beschwerden werden auch als prämenstruelles Syndrom bezeichnet. Die Brustwarzen fühlen sich wund an. Berührung und lockere Kleidung werden vermieden. In leichten Fällen beschränken sich die Beschwerden auf den Bereich der oberen Brustwirbelsäule und auf ein Druck- und „Muskelkatergefühl" der großen Brustmuskeln.
In dieser Phase kommt es pünktlich 10 bis 14 Tage vor der zu erwartenden Regel zu ausgeprägten, sehr schmerzhaften Wassereinlagerungen im Brustgewebe. Eine allgemeine Wassereinlagerung führt zum Anschwellen der Hände und Füße und durch ein leichtes Hirnödem Aggressionen und Depressionen. Die Wassereinlagerung kann eine Gewichtszunahme von bis zu zwei Kilo bedingen.

Ausgelöst wird diese Wassereinlagerung durch die verstärkte Ausschüttung des Stresshormons Prolaktin aus der Hirnanhangdrüse. Dieser Stoff führt in der zweiten Zyklushälfte zu einem relativen Übergewicht der Östrogene. Mit einsetzender Periode und zyklusbedingter Änderung des Hormonspiegels kommt es zum Ausschwemmen der Ödeme. Die Frau muss vermehrt Wasser lassen und verliert dadurch ca. 2kg Gewicht. Hinzu kommt die verstärkte Östrogenproduktion des Eierstocks bis zu dem Zeitpunkt, an dem das Prolaktin den für die ausreichende Östrogenbildung notwendigen Eisprung unterbindet.
Eine gesteigerte Durchblutung und die Ausschüttung bestimmter Hypophysen-Hormone führt zur vermehrten Ausschüttung des Stresshormons Adrenalin. Das Herz schlägt höher, die Haut blasst ab. In dem, der Nebenniere zugeordneten Reflexzonenbereich, der oberen Lendenwirbelsäule, treten Verspannungen auf, die als Blinddarm, Leisten- oder Eierstockschmerz fehlgedeutet werden.

Unter Stress produzieren die Eierstöcke vor allem in der zweiten Zyklushälfte verstärkt Östrogene. Der Östrogen-Gestagen-Quotient ist zugunsten der Östrogene verschoben. Ist die Stresssituation überstanden, fallen die Östrogene ab und lösen so möglicherweise eine Zwischenblutung aus.
Der unter Dauerstress erhöhte Prolaktin-Spiegel verhindert den Eisprung. Prolaktin ist übrigens ein Hormon, welches den Milchfluss auslöst und durch eine Hemmung des Eisprunges weitere Schwangerschaften während der Stillperiode verhindern soll. Bei erhöhtem Prolaktin-Spiegel ist Milchfluss aus den Brüsten auch außerhalb der Schwangerschaft möglich. Die zum Eisprung herangereiften Eibläschen können nicht springen und gehen zugrunde. Durch den fehlenden Eisprung verlängert sich der Zyklus deutlich über die 28 Tage hinaus. Es kommt zur sogenannten Oligomenorrhoe.
Bei fehlendem Eisprung können im Eierstock nicht mehr ausreichend Östrogene produziert werden, männliche Hormone überwiegen und Beschwerden, wie fette Haare und Akne, treten auf.

Interaktionen

Stresshormone wie ACTH und Prolaktin werden vermehrt in der Hirnanhangsdrüse gebildet, Die Hormonschwankungen führen zum Wechsel von Aggression in Depression und umgekehrt. Eine vermehrte Schilddrüsenhormonbildung führt zu einer Erhöhung von Puls und Blutdruck. Hitzewellen, ähnlich denen in den Wechseljahren, folgen. Beim Einstellen der Prolaktin-Produktion führt die Mangeldurchblutung in der Hirnanhangsdrüse zu Kopfschmerzen im Schläfenbereich. Eine auffällige Beschwerde, die für dieses Reaktionsmuster zwar selten, aber kennzeichnend ist, sind der punktbegrenzte Kopfschmerz in der Mitte der Stirn und der Schläfenkopfschmerz. Beide Schmerzformen treten im Erschöpfungszustand nach Stressreaktionen auf. Die Mitte der Stirn gilt als direkte Reflexzone der Hirnanhangdrüse. Die Schläfen erwiesen sich in langjährigen thermographischen Untersuchungen als indirekte Reflexzonen.
Ähnliches gilt für punktbegrenzte Schmerzen ein- oder beidseitig oberhalb der Leisten. Sie gehen von dem Segment aus, welches der Nebennierenrinde zugeordnet wird und sich ebenfalls im Zustand

nach Stress bemerkbar macht. Häufig werden diese Beschwerden fälschlicherweise mit Blinddarm oder Eierstockschmerzen in Verbindung gebracht.

Funktionskreise, Yang-Meridiane und Gesichtszeichnung

In der Regel erkennt man Frauen und Männer dieses Reaktionsmusters an den Lachfältchen seitlich beider Augen. Obwohl sie grundsätzlich zur Depression neigen, wird ihr Gesichtsausdruck durch ihre immer nach außen dargestellte positive und humorvolle Fassade geprägt.

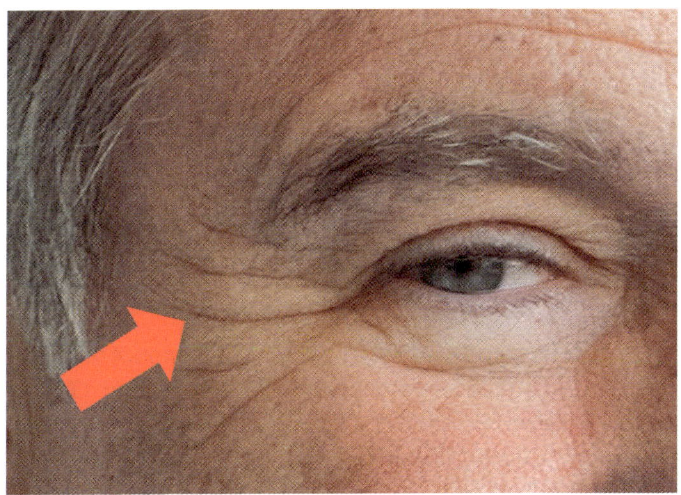

Das Leber-Galle-Reaktionsmuster (RM IV):

Das Bestreben des Menschen anerkannt zu werden in Bezug auf die Eigenständigkeit seiner Persönlichkeit

(Verhalten: Aktive Abwehr des Angriffs auf die eigene Persönlichkeit, Kampf. Themen: Persönlichkeit, Kommunikation, Durchsetzungsvermögen, Minderwertigkeitskomplexe)

Die Eltern führen einen ständigen Ehekrieg, in dem das Kind zum Spielball wird. Aus dieser Situation versucht das Kind Vorteile zu ziehen und spielt nun seinerseits die Eltern gegeneinander aus, es wird käuflich und lügt. Diese Neigung zur Unwahrheit spielt sich so in das Verhalten ein, dass das Lügen unbewusst mit der festen Überzeugung, man sage die Wahrheit, vonstatten geht.
Da die Persönlichkeit anderer nachgespielt wird, und keine eigene Persönlichkeit vorhanden ist, treten Minderwertigkeitskomplexe auf, die durch das verstärkte Einbringen vorgetäuschter Persönlichkeit (Angeben, Schreien, Erpressen, Vortäuschen von Machtposition) ausgeglichen werden. Gleichzeitig werden Schutzmechanismen aufgebaut, die einen Kontakt mit Personen, die das aufgebaute Image ankratzen könnten, verhindern. Es wird ein Hofstaat aus Untergebenen installiert, der den direkten Kontakt mit Gleichgestellten oder Überlegenen abpuffern soll.
Die Cholerikerin strebt nach Macht, um sicher zu gehen, dass kein anderer Macht über sie ausübt. In bedrohlichen Situationen spielt sie die starke Frau. Die Betreffende wehrt sich, Bedürfnissen anderer unterworfen zu sein und hat dadurch große Probleme mit intimen Beziehungen. Partner sind nur akzeptabel, wenn diese sich unterwerfen und abhängig sind.

Beispiel: Schlaganfall

Christines Eltern waren die Inhaber einer angesehenen Kohlehandlung in einer Kleinstadt. Die Ehe war nicht gut; das Geld stand immer im Mittelpunkt und hielt die Familie zusammen. Als einzige Tochter

sollte sie die Firma übernehmen – eine Situation, die sie sich einfach nicht zutraute. Sie ließ die kaufmännische Lehre über sich ergehen, aber das war nicht das, was sie wirklich wollte.
Nach Wilhelm Buschs Motto „Wer Kummer hat, hat auch Likör" versuchte sie, ihre Probleme zu verdrängen. Sie mied direkte Konfrontationen mit ihren Kunden und schickte immer Angestellte vor, die das für sie erledigen sollten. Die Minderwertigkeitsgefühle ihrer Kindheit hatte sie nie richtig überwunden. Passierte es trotzdem, dass sie vom eigenen Personal oder von Kunden direkt angegriffen wurde, entlud sich ihr Gemüt in einem cholerischen Gewitter. Der Alkoholkonsum trieb den Blutdruck nach oben. Nach ein paar kleineren Schlägen folgte der tödliche Schlaganfall.

Markante Charaktere im Verhaltensraum Reaktionsmuster IV

Schauen wir auf Reaktionsmuster IV, so finden wir Menschen mit ausgeprägtem Drang, ihre Person in den Mittelpunkt zu stellen. Ihnen darf keiner zu nahetreten, sie sehen ihr Selbst bedroht und wittern Aggressionen in jeder Annäherung auf gleicher sozialer Ebene. Jeder der in ihre Sicherheitszone eindringt, stellt ihre Persönlichkeit in Frage (der Eindringling könnte diese ja hinterleuchten und sehen, auf welch schwachen Füßen diese steht). Also wird der Betreffende attackiert und unterworfen. Diese Personen zeigen einen primär hohen Grad an Unsicherheit und eine niedrige Aggressionsschwelle. Als weitere Schutzmaßnahme baut dieser Typus einen Hofstaat um sich auf, der seine Befehle und Anordnungen befolgt und weitergibt. Ein direkter Kontakt mit Gleichgestellten wird so vermieden. Oft wurden diese Menschen in ihrer Kindheit zwischen zwei Partnern ausgespielt und lernten ihrerseits mit einer Fassade von Gefühlen zu manipulieren. Gefühle wurden als Währung ohne Wert erkannt. Allein die Macht über andere gilt als der einzig verlässliche Maßstab.

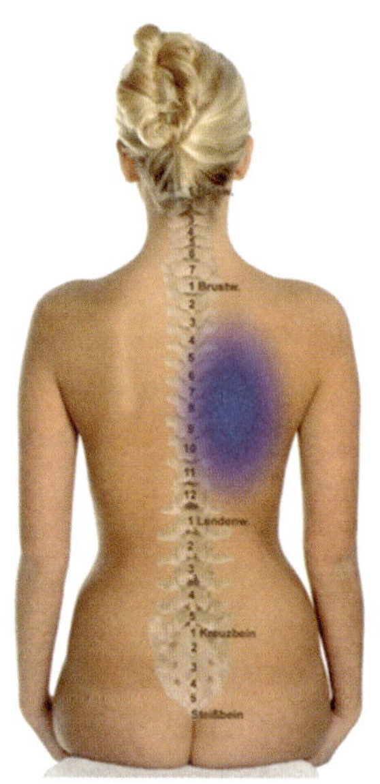

Lokalisation der Grundverspannung:
eine handtellergroße Fläche rechts neben der Brustwirbelsäule, in Höhe des 6. bis 10. Brustwirbelkörpers.

Ausstrahlung:
handflächengroßer Bezirk über dem rechten Rippenbogen und kleiner Bezirk am unteren, inneren Rand des rechten Schulterblattes

Ursachen:
Alexander Lowen geht in seinen Büchern davon aus, dass das Kind zwischen den Elternteilen ausgespielt wird. Es lernt in dieser Situation, durch Opportunismus seine Macht und seine Persönlichkeit auszubauen. Eine solche Ursache in einer Prägung von elterlicher Seite ist meiner Meinung nach eher selten. Das Verhalten, die Beschwerden und Erkrankungen in diesem Reaktionsmuster sind eher sekundär durch Fettleber, unbemerkte Leberentzündung in der Kindheit oder im späteren Leben, durch Fehlernährung, Alkohol, Übergewicht oder Umweltgifte bedingt.

Mögliche Beschwerden:
Völlegefühl im Oberbauch, Blähungen, Hämorrhoiden, rechtseitige Scheitelkopfschmerzen, die oft bis hinter das Auge ziehen; Durchschlafstörungen, Aufwachen zwischen 3 und 5 Uhr nachts, nächtlicher Durst, trockener Mund, trockene Augen; Juckreiz mit folgendem Ekzem, beginnend im Bereich der äußeren Scheide, Hodensack und um den Darmausgang; Schulterschmerzen rechts, Bewegung eingeschränkt, Hüftgelenk- und Knieschmerzen, geschwollene Augenlider, seitliche Anteile der Unterlippe geschwollen; der seitliche Nacken (Trapezmuskelrand) ist schmerzhaft; der hintere Anteil des rechten Warzenfortsatzes (Knochenvorsprung hinter der unteren Ohrmuschel) ist bei Druck schmerzhaft, Ohrgeräusche; taube, eingeschlafene, gefühllose Finger sind möglich, da es zu leichten Bandscheibenvorwölbungen im Bereich der unteren Halswirbelsäule kommen kann, die die hier abgehenden Nerven einengen.

Ängste:
Angst, bestimmt zu werden; Angst, von anderen betrogen zu werden; Angst, in der Persönlichkeit schwächer zu sein als das Gegenüber; Angst vor dem Kommunizieren mit Gleichgestellten, Angst vor Machtverlust im Umgang mit Gleichgestellten.

Werte:
Durchsetzungsvermögen,
Macht,
Anerkennung
(in der Person des Entscheiders),
Willenskraft,
Kommunikation,
Führung (in Form der Diktatur),

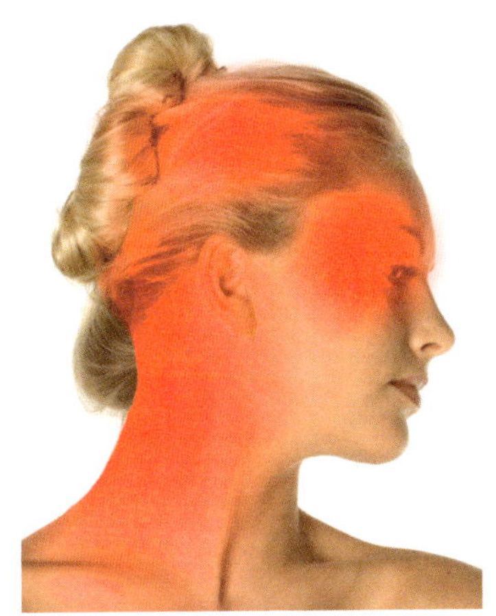

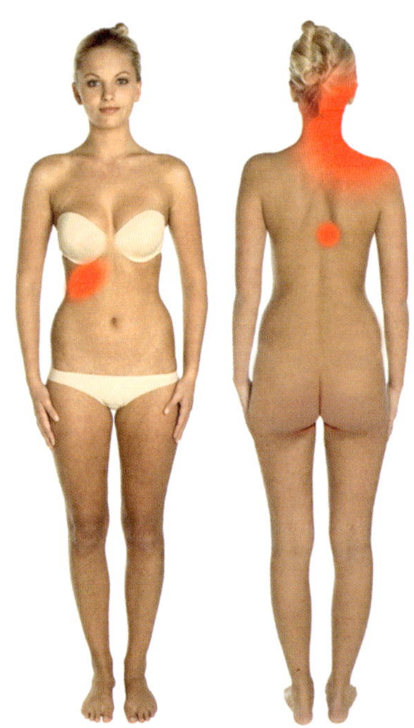

Erläuterungen:

Eine Mangeldurchblutung der Leber führt zu folgenden Beschwerdebildern:

Weibliche Geschlechtshormone werden durch die eingeschränkte Funktionsfähigkeit der Leberzellen bei der Frau nicht ausreichend abgebaut. Bei der Frau im gebärfähigen Alter können durch den relativ zu hohen Östrogenspiegel folgende Beschwerden auftreten:

Die glatte Muskulatur der Gebärmutter vermehrt sich unter dem Einfluss des erhöhten Östrogenspiegels. Kommen die Probleme der „Beziehungskiste“ (Reaktionsmuster I) noch hinzu, ist das Risiko einer Gebärmuttervergrößerung deutlich erhöht. In der Regel entstehen jetzt Myome.

Östrogene führen zu einer Vermehrung der Schleimhautbildung in der Gebärmutter. Werden zu viele Östrogene gebildet oder durch die Leber zu wenig abgebaut, so kann die übermäßig gebildete Schleimhaut in der Periode nicht mehr ab geblutet werden. Es treten

Zwischenblutungen und Dauerblutungen auf. Nach den Wechseljahren, wenn die monatliche Periode sistiert ist, kann sich durch den erhöhten Östrogenspiegel eine Schleimhautanreicherung ausbilden. Diese sogenannte adenomatöse Hyperplasie neigt im Alter zur Umwandlung in Gebärmutterkörperkrebs.
Um die Periode fallen im Blut mehr Östrogene und Gestagene an, die von der Leber abgebaut werden müssen. Das Leber-Gallesystem streikt jedoch aus obengenannten Gründen. Wie äußert sich dieser Streik? Im Verlauf des Gallemeridians treten Schmerzen auf. Die Schmerzen beginnen im hinteren Nackenbereich, meistens einseitig und rechts, strahlen über das Scheitelbein in die Stirn aus und enden oft als dumpfer Schmerz, den man hinter dem Auge greifen zu können glaubt. Beim Mann treten obige Schmerzen bei gestörter Leberfunktion oft nach durchzechter Nacht auf.
Bei der Frau jenseits der letzten Periodenblutung führen die für das Alter relativ zu hohen Östrogenspiegel und die Schwankungen der Spiegel durch den schlechten Östrogenabbau in der Leber zu massivsten, vor allem nächtlichen Hitzewallungen (Leber-Gallezeit ist zwischen drei und fünf Uhr).
Da durch die gestörte Leberfunktion auch der Abbau der Gallesäuren gestört ist, versucht der Körper diese Säuren über die Haut auszuscheiden. Die Folge ist ein häufig nachts auftretender Juckreiz, der in der Regel im Bereich um die äußeren Geschlechtsorgane und um den Anus beginnt. Die Einlagerung nicht abbaubarer Stoffe in die Gelenkhäute führt zu Rheuma-ähnlichen Beschwerden, die sich im Extremfall zur Fibromyalgie ausweiten.
Der Darm bietet der Leber über die Darmvenen nährstoffreiches Blut zur Verarbeitung an. Da die Leber durch ihre gestörte Funktion unfähig ist, das ihr angebotene Blut in der notwendigen Zeit zu verarbeiten, staut sich das Blut im Pfortader-Kreislauf in die Darmvenen zurück. Der Körper löst dieses Problem, indem er Hintertürchen öffnet, sogenannte Anastomosen, über die das gestaute Blut, in den großen Kreislauf ablaufen kann. Diese Hintertürchen befinden sich im Fall des Pfortader-Hochdrucks im Hämorrhoidalbereich, einem großen Venenschwamm, durch den bei erhöhtem Druck das Pfortader-Blut in den großen Kreislauf abgepresst wird.

Diese Hämorrhoiden schwellen in diesem Fall zu Kirschgröße an, und wenn sie durch den hohen Druck nicht platzen und massive Blutungen verursachen, sondern sie schleimiges Sekret ab. So bildet sich ein Milieu, in dem sich gerne Pilze ansiedeln. Durch den chronischen Charakter dieser Störung entsteht das juckende und nässende Analekzem, auf das man als leidender Patient so gerne „die gute Cortison-Creme“ kleistert, weil diese, wenn auch nur kurzfristig, den quälenden Juckreiz nimmt. In Wirklichkeit leiert man mit Cortison-Creme einen Teufelskreis an. Cortison führt selbst bei einmaliger Anwendung zu wochenlanger Mangeldurchblutung im betroffenen Haut- und Schleimhautbereich. Dieser Effekt stellt die eigentliche entzündungseindämmende Wirkung des Cortisons dar, führt aber auf Dauer gesehen zur Schädigung, Alterung, Verdünnung und Anfälligkeit der Haut. Neue Ekzeme entstehen, die diesmal durch Cortison bedingt sind.
Da durch die Leberstörung auch die Galleproduktion gestört ist, werden die für die Verdauung notwendigen Gallesäuren nicht mehr dem Darm zugeführt. Die Verdauung ist gestört. Eine Fehlbesiedlung des Darmes mit falschen Bakterien oder Pilzen ist die Folge. Der Betreffende klagt über aufgetriebenen Bauch und Blähungen.

Eine chronische Mangeldurchblutung von Leber und Galle führt zur Degeneration des Lebergewebes und damit zu Leberzirrhose. Der gestörte Gallenfluss erhöht die Gefahr von Gallensteinbildung um ein Vielfaches. Stoffwechselfunktionen werden gestört. Blutgerinnungsstörungen und fehlende Ammoniakentgiftung sind wesentliche Folgen. Selten entstehen aus einer Zirrhose primäre Leberkarzinome.

Bei Leberfunktionsstörungen zeigt sich in häufigen Fällen eine typische Hautveränderung, die sogenannten Spider-Naevi (Spinnenflecken). In ihrer Mitte befindet sich eine Arteriole, die in kleinen Gefäßen nach peripher ausstrahlt.
Als Palmar-Erythem (Palma=Handinnenfläche) bezeichnet man die Rötung der Handinnenflächen vor allem im Bereich des Daumen- und Kleinfingerballens und der Endglieder der Finger.

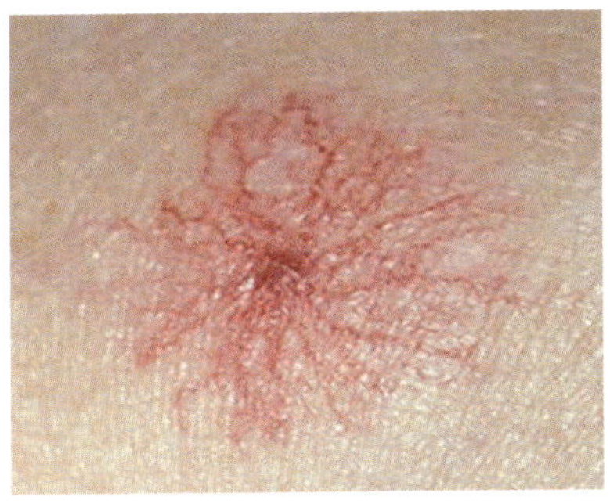

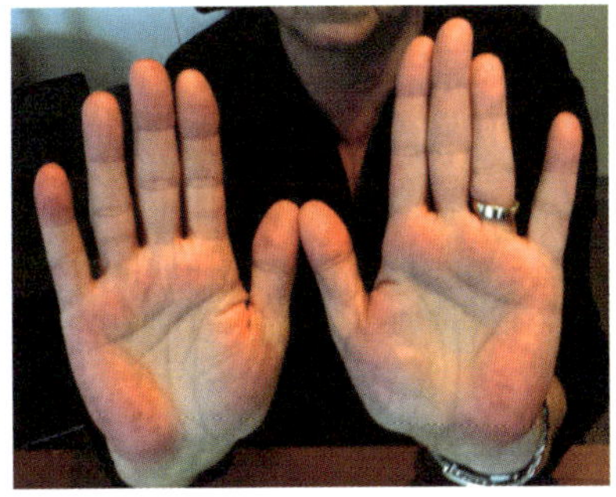

Die Dupuytren'sche Kontraktur zeigt sich als strangförmige Gewebeverhärtungen der Bindegewebsplatte in der Handinnenfläche. Folge sind schwere Bewegungseinschränkungen, vor allem des Ringfingers. Ähnliche Bindegewebsveränderungen bei Leberfunktionsstörungen können zu Penisverkrümmungen führen.

Interaktionen

Über die Nervus phrenicus Kopplung Zwerchfell- Halswirbelsäule kommt es bei Leberstörungen häufig zu Bandscheibenproblemen in Höhe der Halswirbel 3-5. Die Störung dieser Spinalnerven führt zu Schmerzen in Schulter und Oberarm und auf Dauer zu Ernährungsstörungen von Knorpel und Knochenanteilen im rechten Schultergelenk. Damit kommt es langfristig zur Arthrose. Die oben genannten Einschränkungen der Spinalnerven bedingen gleichzeitig ein Medianus- oder Carpaltunnel-Syndrom rechts. Die Hände sind nach dem Aufwachen eingeschlafen. Auch treten Sensibilitätsstörungen wie Kribbeln oder Taubheitsgefühle im Handbereich auf.

Da eine mangelnde Galleproduktion einen Reizdarm nach sich zieht, kommt es ebenfalls zu einer Störung im Reflexzonenbereich des Darmes der Lendenwirbel 3-4. Ernährungsstörungen im Knorpel und Knochenbereich von Hüften und Knien mit Bewegungsstörungen, Schmerzen und Chondroarthrosen (degenerative Knochen-Knorpelveränderungen) sind zu erwarten.

Funktionskreise, Yang-Meridiane und Gesichtszeichnung

Im Rahmen der Leber-Galle-Funktionsstörung fällt das häufige Vorhandensein von Tränensäcken auf. Diese korrespondieren mit den bei Störungen des Gallemeridians vorhandenen Gesichtsmuskel-Verspannungen.

Wichtiger Hinweis:
Bei der Behandlung dieses Reaktionsmusters ist es dringend erforderlich, dass der Patient den Kaffeegenuss auf Dauer vollständig einstellt. Durch die im Kaffee befindlichen Pilzgifte (Ochratoxine) werden die Leberzellen in ihrer Funktion massiv gestört. Auch nur ein bisschen Kaffee ist in diesem Fall wie „ein bisschen schwanger".

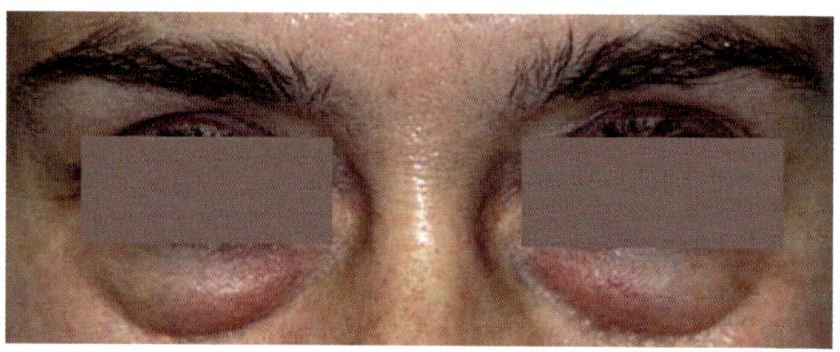

Das Lunge-Dickdarm-Reaktionsmuster (RM V):

Das Bestreben des Menschen anerkannt zu werden in Bezug auf seine Identität und deren Existenzberechtigung in einer Parallelwelt.

(Verhalten: Passiv ertragener Angriff auf die eigene Identität, Rückzug in Parallelwelten wie Autismus, Drogen, Schizophrenie, Kriminalität, Kunst, Musik. Lethargie einerseits, Aggression bei Bedrohung und Bedroht-fühlen. Themen: Identität, Flucht, Abgrenzung, Ausschluss aus der Gesellschaft)

Mit diesem Reaktionsmuster betreten wir eine Ebene, die bei vielen Menschen in unserer nüchtern und wissenschaftlich orientierten Welt auf Unverständnis stoßen wird. Mir ist bewusst, dass ich schon viel Einfühlungsvermögen von Ihnen verlangt habe, als ich Theorien über Prägungen der Kinder um den Zeitpunkt der Geburt oder sogar im vierten bis sechsten Schwangerschaftsmonat aufstellte.
Wenn ich jetzt von einer Prägung um den Zeitpunkt der Zeugung bis zum dritten Schwangerschaftsmonat spreche, werden Sie mich unter Umständen als völlig abgehoben einschätzen. Es gibt Arbeiten von gestandenen Schulmedizinern (Muus und Janus), die eine solche frühe Prägung belegen.
Nur wie kann eine Prägung stattfinden, wenn keine Substanz zum Prägen vorhanden ist. Zum Zeitpunkt der Zeugung liegen ja nur Samenfaden und Eizelle vor und eine Woche später der berühmt berüchtigte Zellhaufen, der per Gesetz noch nicht als Individuum anerkannt wird. Selbst dem zwölf Wochen alten, neun Zentimeter großen, fertigen Menschlein wird dies noch verweigert.
Sie wissen wahrscheinlich, dass es möglich ist, in Hypnose vergangene Zeitabschnitte aus dieser Zeit wieder ins Bewusstsein zurückzurufen. Faszinierend ist, dass bei dieser Zeitreise vom Patienten, die immer dem jeweiligen Alter zugehörigen Haltungen und Stellungen eingenommen werden. Überschreitet man entgegen der Zeitachse den

Zeitpunkt der Geburt, so nimmt der Betreffende eine gekrümmte, dem Fetus entsprechende Haltung, ein. Die Krümmung steigert sich, je weiter man sich dem Embryonalstadium zu bewegt.
Persönlich stand ich diesen Schilderungen und Aussagen immer eher kritisch gegenüber. Das änderte sich, als ich einer solchen Hypnosesitzung einmal beiwohnen durfte.

Während eines meiner Vorträge über vorgeburtliche Prägung lernte ich eine Therapeutin kennen, die im Rahmen ihrer Ausbildung eine solche Regressionshypnose über sich ergehen lassen musste. Zum Zeitpunkt unseres ersten Kontaktes hatte sie in den Hypnosesitzungen gerade das Alter von acht Jahren erreicht und rechnete damit, drei Monate später ihre Geburt zu durchleben und kurz darauf ihre Zeugung. Es handelte sich um eine überdurchschnittlich intelligente Frau, die mit beiden Beinen fest auf dieser Welt stand. Mehr oder weniger amüsiert, aber wahnsinnig gespannt, wartete ich auf das Protokoll der Sitzungen.
Drei Monate später lag es in meinem Briefkasten:
Während sie ihrer eigenen Zeugung zuschaute, hatte sie das Gefühl daneben zu „sein“. Sie verstand Wort für Wort des Gesprächs, welches zwischen beiden im Gange war, bemerkte, dass das Kondom platzte und nahm die Reaktion der Eltern daraufhin zur Kenntnis.
Unmittelbar nach dieser Sitzung suchte sie die Mutter auf, und teilte dieser das von ihr Erlebte einschließlich des Wortwechsels mit. Der Mutter wurde heiß und kalt und sie bestätigte, dass sich alles in Wirklichkeit auch so abgespielt habe.
Die Kinder sind zum Zeitpunkt der Zeugung oder nach Bekanntwerden der Schwangerschaft unerwünscht. Sie lehnen sich jedoch nicht gegen die Entscheidung auf und kämpfen für ihr Leben, sondern ergeben sich dieser Situation. Diese Grundeinstellung wird ein Leben lang beibehalten:
Warum lebe ich überhaupt auf dieser Welt? Alle sind gegen mich. Alle meinen es nur schlecht mit mir, wollen mir Böses. Wer bin ich überhaupt? Was bin ich wert? Wenn ich wie der letzte Dreck behandelt werde, vielleicht bin ich der letzte Dreck?

Sie sind nur zufrieden, wenn sie durch Provokation in der Kindheit, in der Jugend und im Alter diese Meinung des Umfeldes für sich bestätigen können. Sie beenden diese Provokation in dem Augenblick, in dem das Gegenüber die Nerven verliert und gewalttätig wird. Erst zu diesem Zeitpunkt sind sie mit sich und dem ihnen gegenüber so bösen Umfeld zufrieden. Die negative Einstellung dieses Umfeldes hat sich für sie wieder einmal bewahrheitet. Sie haben, wie immer, recht behalten. Auf der anderen Seite fühlen sie sich oft als die Größten und Besten. Jeder, der diese Selbsteinschätzung bedroht, wird niedergemacht.
Zu dieser Fehleinschätzung der eigenen Person kommt die Unfähigkeit, sich nach außen abzugrenzen. Wo fängt meine Person, mein Ich, mein Selbst an? Wo hört es auf? Wo fängt mein Umfeld an? Überschreitet es meine innerste Grenze und bedroht mich? Was gehört zu mir, was gehört zum Umfeld?
Gerade aus der letzten Problemstellung ergibt sich der hohe Anteil an kriminellen Verhaltensweisen unter diesen Kindern und Jugendlichen. Aus medizinischer Sicht reagieren bei diesen Kindern alle Schleimhäute mit denen sie, ob sie wollen oder nicht, Kontakt mit der Außenwelt aufnehmen müssen, auffällig. Es sind die Schleimhäute gemeint, deren Aufgabe es ist, eine Abgrenzung vorzunehmen: Was gehört zu meinem Körper, was muss ich schonen? Was gehört nicht zu ihm, was muss ich bekämpfen? Es sind dies die Haut (Allergie, Neurodermitis), die Schleimhäute des Nasenrachenraumes (Polypen) und die Schleimhäute der Lunge (Krupp, Asthma) und des Dickdarms (Colitis ulcerosa).
Die Höhe der Aggressionsrate bestimmt die weitere Entwicklung des Kindes. Ist die Aggressionsrate sehr gering, besteht die Möglichkeit, dass diese Kinder sich schon im ersten Lebensjahr unter der Diagnose „plötzlicher Kindstod“ aus dem Staub machen. Oder sie koppeln sich unter der Diagnose Autismus aus dem Weltgeschehen aus.
Unter den so geprägten Kindern sind auffällig viele musisch begabte, die in die Welt der Kunst entfliehen und sich ihren Gefühlen ergeben. Mit der Pubertät und nach der Pubertät steigt die Selbstmordrate sprunghaft an.

Kann die hohe Aggressionsrate, die gegen sich und andere besteht, nicht mehr auf andere übertragen werden, richtet sie sich nunmehr ganz gegen sich selbst.
Ist die Aggression nicht ganz so hoch, flüchtet der betreffende in die Sucht. Partnerschaften werden äußerst selten eingegangen, da die Nähe der Beziehung nicht ausgehalten werden kann. Die Verbindungen gehen nach kurzer Zeit auseinander.

Beispiel: Psychiatrische Probleme

Ich öffnete die Tür meines Sprechzimmers und stolperte über einen gewaltigen Ast. Diese peinliche Situation wollte ich humorvoll lösen und fragte nach dem dazugehörigen Hund. Die Antwort meiner Sprechstundenhilfe war: Der liegt vor der Eingangstür und der dazugehörige Patient sitzt im Wartezimmer. Sollen wir ihn aufrufen?
Es kam ein baumlanger, kräftig gebauter Mann auf mich zu, barfuß, schwarze Fingernägel, kurze zerfranste Shorts, schmutzig. Er legte ein armlanges Beil vor mir auf meinen Schreibtisch, wobei er bemerkte: „Sie sind mir empfohlen worden". Ich muss ehrlich gestehen, dass mir solche Situationen Angst bereiten .... Er erzählte, dass er sich in psychiatrischer Behandlung befände, und schimpfte endlos über seine Mutter, die seinen Vater verlassen habe ... Er besuchte mich noch einige Male in meiner Praxis. In der Zeitung las ich Jahre später, dass er in mehrere Schlägereien verwickelt gewesen und mehrmals von der Polizei aufgegriffen worden sei. Eine unendliche Geschichte ...

Markante Charaktere im Verhaltensraum Reaktionsmuster V

Die Leute aus dem Reaktionsmuster V sind Menschen ohne Ich-Bewusstsein, die, da sie ihr Ich nicht definieren können, da sie sich ohne eine eigene Identität fühlen, am kommunizierenden Leben nicht teilnehmen. Sie sind tief in sich versunken. Sie haben Schwierigkeiten, sich in ihrer Umwelt zu orientieren, da sie nicht wissen, wo ihr Ich endet und das Du des Gegenübers anfängt. Sie grenzen sich ab, trauen keinem, lassen kein Gefühl zu und reagieren aggressiv, wenn man in ihre Schutzzone eindringt, auch wenn dies in besten Absichten geschieht. Diese Aggression entsteht nur aus Verzweiflung, aus der Enge beim Angriff von außen oder als Provokation, um ihr Bild von einer negativ gegen sich eingestellten Umwelt wahr werden zu lassen. In frühester Kindheit sollen diese Menschen ohne mütterliche Obhut ganz auf sich selbst gestellt gewesen sein.

Der Typ, der zum Reaktionsmuster V passt, ist der weltfremde schizoide Spinner, der Künstler, der Junkie. Er hat einen hohen Anteil an Autoaggression, ist reizbar, fühlt sich isoliert, wird von Verfolgungs- und Vernichtungsängsten geplagt. Er neigt zu starken Minderwertigkeitsgefühlen und Gefühlsdefizit. Sexualität dient ihm nur zur Kontaktsuche. Er wird krank bei Isolation und Entfremdung von Seiten des Umfeldes.

Lokalisation der Grundverspannung:
über dem 1. bis 10. Brustwirbel und dem 2. bis 4. Lendenwirbel

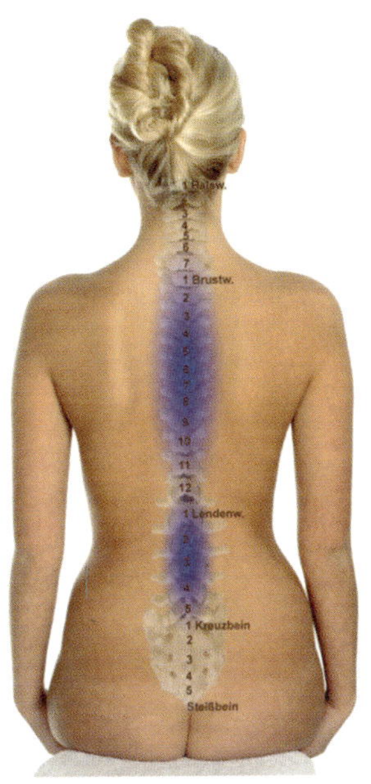

Ausstrahlung:
Druckschmerzen zwischen Schlüsselbein und erster Rippe und Druckschmerzen auf einer handtellergroßen Fläche unterhalb des Nabels.

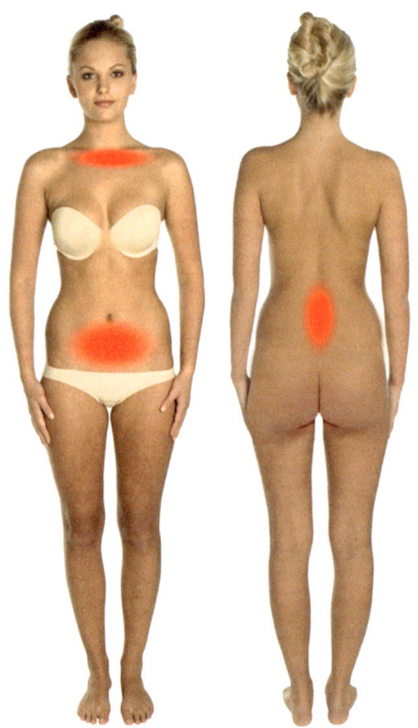

Ursachen:
Das unerwünschte oder das gerade nicht in den Plan passende Kind. Es gibt da Zusammenhänge, die uns unmöglich erscheinen, und es gibt sie doch: Stellen Sie sich einmal vor, Sie existierten noch nicht. Sie existierten vielleicht nur als Eventualität, als möglicher „Fehltritt" eines verliebten Paares. Und dann passiert es: Das Kondom platzt und die Pille danach ist nicht greifbar ... Oder Ihre Mutter möchte ein Baby, aber ihr Partner studiert noch und möchte diese zusätzliche finanzielle Belastung nicht tragen. Oder Ihre beiden Eltern wünschen sich das Kind ihrer Liebe, nur die Großeltern schießen quer ...

Wie kann es sein, dass diese Einstellungen gegen ein noch nicht existentes Geschöpf sofort Schutzmechanismen bei eben diesem bewirken? Die moderne epigenetische Forschung erklärt dieses Phänomen mit einer Methylierung des menschlichen Genoms, die bei Traumatisierung der Mutter schon am 4. Tag nach der Zeugung beim Kind langfristig zu körperlichen und psychischen Störungen führen kann.

Mögliche Beschwerden:
Reizhusten, Luftnot, Bauchkrämpfe, Ekzeme; trockene, schrundige, dicke, schlecht heilende Haut; Darmstörungen, Krampfhusten, Kloßgefühl im Hals, Neigung zu Depressionen und Gedanken an Selbstmord, Immunschwäche, Neigung zu Allergien, Stühle mit Schleimauflagerungen oder Blut, Blähbauch, Durchfälle, Neigung zu Hautausschlägen, schizoides Verhalten, Autismus, hohe Aggressionsrate, Neigung zur Selbstzerstörung, fibromyalgieartige Beschwerden.

Ängste:
Angst, sich nicht abgrenzen zu können; Angst, verfolgt zu werden; Angst vor Verlust der Identität, Angst vor Zuwendungsverlust.

Werte:
Künstlerische Begabung (Musik, Literatur, Malerei),
Identität,
Oppositionierung (=Anderssein im Bereich Sexualität, Sozialverhalten (Kriminalität, Schizophrenie, Autismus, usw.), Ausbrechen aus dieser Welt

Erläuterungen:
In Situationen, in denen die eigene Identität in Frage gestellt ist, reagiert der Körper beginnend mit einer Durchblutungssteigerung im Dickdarm. Hierdurch wird zum einen die Geschwindigkeit der Darmpassage gesteigert. Der Darminhalt bleibt flüssig, da im Dickdarm nicht genügend Flüssigkeit zurückresorbiert werden kann. Zum andern sorgt die Durchblutungssteigerung für eine verstärkte Schleimproduktion mit Abgang von zeitweise mit Blut vermischten Schleimstühlen oder nur Schleim.

Die Kinder zeigen eine auffällig trockene und schuppende Haut. Milchschorf ist die Regel. Die Mangeldurchblutung des Organs Lunge führt in der Folgezeit bei geringsten Reizen von außen zum krampfhaften Zusammenziehen der Bronchialmuskulatur, zum spastischen Husten und zur Atemnot (Krupp). In der späteren Entwicklung können Krupp und Milchschorf durch Asthma und Neurodermitis abgelöst werden. Die Neigung zu dauernden Entzündungen führt zur Verdickung der Haut, zu Mangeldurchblutung und ständigem Juckreiz. Die Haut wird schrundig, sie wirkt ungepflegt und rau, Narben verheilen mit aufgeworfenen Keloid (Narbengewebe).
Liegt ein für längere Zeit nicht lösbarer Konflikt vor, führt die hieraus resultierende Mangeldurchblutung zur chronischen Entzündung. Ein Colitis ulcerosa ist die Folge.
Endstadium der Erkrankung sind Geschwüre im Dickdarm mit der Neigung in den Bauchraum durchzubrechen oder die Bildung von Dickdarmkrebs.

Im Bereich der Lunge kann die chronische Belastung des Lunge-Funktionskreises mit der Lungenfibrose oder mit Lungenkrebs enden.

Magersucht, Bulimie: „Halte die Welt an, ich möchte aussteigen"

Auch die Bulimie gehört zu dieser Prägung. Hier haben die Kinder jedoch aufgegeben. Es gibt für sie keine Ziele mehr, die das Leben lebenswert machen würden. Die Eltern haben alles erreicht, was zu erreichen wäre. Man selbst sieht keine Möglichkeiten mehr, sich zu profilieren oder lehnt den durch die Eltern vorgegebenen Weg ab. Der Ausstieg aus diesem Spiel erfolgt über Verhungern, Drogen oder Suizid. Der Gedanke an die Selbstzerstörung ist dermaßen fixiert, dass jede Zuwendung von außen als Angriff angesehen wird und die Selbstzerstörung beschleunigt.

Asthma: die „Lass mich im Mittelpunkt stehen oder ich ersticke“ Störung

Bei Asthma liegt sowohl eine Störung im Reaktionsmuster I, wie auch im Reaktionsmuster V vor. Die Kinder waren in der Regel bei der Zeugung nicht erwünscht, eine existenzielle Bedrohung unter der Geburt ist wahrscheinlich. Beide Bedrohungen wurden wehrlos akzeptiert. In der Kindheit stehen diese Kinder im Mittelpunkt. Vor allem für die Mutter sind sie die schönsten, besten und größten. Werden sie dieser Mittelpunktstellung beraubt, dadurch, dass ein neues Geschwisterchen dazu kommt, dass die Mutter einen neuen Mann kennenlernt, dass die Kinder erwachsen werden und aus dem Haus müssen, und so weiter, treten asthmatische Anfälle auf.

Diese Anfälle sollen Beachtung erpressen. Hat der oder die mit diesen Anfällen das Ziel der Zuwendung und des Mitleids erreicht, werden diese zum festen Bestandteil des Repertoires. Je weniger diese Anfälle zum Erfolg führen, um so schlimmer „entarten“ sie.

Neurodermitis: die „Lieb mich oder ich kratz mich“ Störung

Beide Elternteile sind sehr ehrgeizig. Ein Kind oder ein weiteres Kind passt nicht in ihren Selbstverwirklichungstrip. Ist das Kind auf der Welt, tritt vielleicht aus Schuldgefühlen der Mutter gegenüber dem Kind eine Überbehütung auf. Manchmal sind diese Mütter selbst Neurodermitis-krank und übertragen die Erziehung ihrer Mutter auf das Kind.

Es entsteht eine sehr hohe Bindung zwischen Mutter und Kind, die dem Kind die Möglichkeit der Bildung einer eigenen Identität nimmt. Die Identität der Mutter wird angenommen.

Diese Ursachen erklären, dass schon in frühester Kindheit Milchschorf oder Neurodermitis gesehen werden. Auch hier gilt, ähnlich dem Asthmahusten, Zuwendungsentzug der Mutter wird umgehend mit Kratzorgien des Kindes geahndet.

Das Kind wächst heran und wird eigenverantwortlich erzogen, da die Eltern aufgrund der Selbstverwirklichung keine Zeit für die Familie aufbringen. Eigene Verantwortung heißt jedoch nicht eigene Entscheidung, da immer aus der Rolle der Mutter heraus entschieden wird. Läuft etwas schief, ist das Kind der Buhmann, wird zum Prügelknaben und reagiert sofort mit einer Verschlimmerung der Ausschläge.
Auch wenn das Kind aus dem Haus ist, wird immer die hohe Bindung an die Mutter aufrechterhalten. Wesentliche Entscheidungen wie: Welchen Beruf wähle ich? Oder welches ist der richtige Partner für mich? werden durch die Mutter entschieden und nicht durch die Tochter oder den Sohn. Weicht der Wille des Betreffenden von dem der Mutter ab, brechen sofort massive Neurodermitis-Schübe aus.

Funktionskreise, Yang-Meridiane und Gesichtszeichnung

Bei der Beurteilung des Gesichtes fällt häufig eine leichte Rötung um den Mundbereich (periorales Ekzem) und eine Schwellung dieses Areals auf.
Auch hier finden wir wieder eine auffällige Übereinstimmung mit dem diesem Reaktionsmuster zugeordneten Dickdarmmeridian.
Oft wird das Bild noch durch eine Warze im Endpunkt Dickdarm 20 gekrönt.

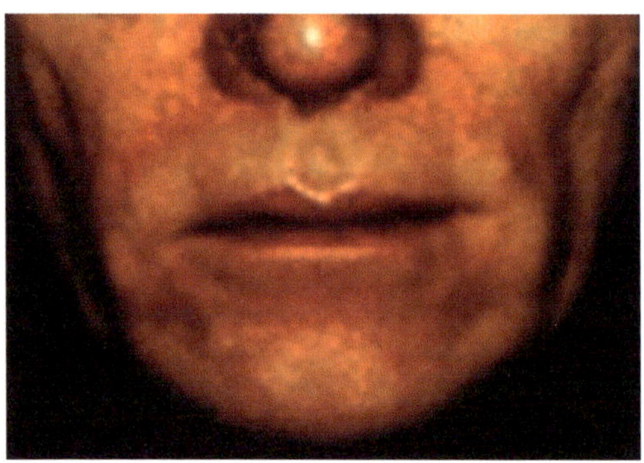

Das Milz-Magen-Pankreas-Reaktionsmuster (RM VI):

Vor dem Hintergrund der Traditionellen Chinesischen Medizin lassen sich verschiedene Typen von Menschen unterscheiden – je nachdem, wie die Energiestruktur in den verschiedenen Funktionskreisen des menschlichen Organismus ausgeprägt ist. In diesem Sinne lässt sich bei Reaktionsmuster IV zwischen Pankreas-Typ und Magen-Typ unterscheiden. (Pankreas=Bauchspeicheldrüse)

Reaktionsmuster VI (Pankreas):

Das Bestreben des Menschen anerkannt zu werden in Bezug auf seine Identität als Menschenfreund.

(Verhalten: Aktive Abwehr des Angriffs auf die eigene Identität, Aktives sich Einbringen in die Gesellschaft als Menschenfreund, Positivismus. Themen: Identität, Integration in die Gesellschaft, versorgt werden)

Der Pankreas-Typ

Hans-Joachim Kulenkampff war ein begnadeter Moderator und Conférencier. Er begann als Sprecher beim Hessischen Rundfunk und erzielte im Fernsehen mit seiner Spielshow „Einer wird gewinnen" eine ungeahnte Popularität. Seine Schlagfertigkeit machte ihn zum Publikumsliebling. Mit seiner kräftigen Statur und der charmanten Art verkörperte er das Bild des Pankreas-Typs: Kein Kostverächter und immer auf der Suche nach Zuwendung, redet er jeden an, um sich in die Gesellschaft zu integrieren und auch um Wortführer zu werden. Sein Sohn erzählte in einem Fernsehinterview nach seinem Tod, dass der Vater seiner Frau sogar bis zur Toilettentür folgte, um sich sogar bei geschlossener WC-Tür noch mit ihr unterhalten zu können ...

Beispiel: Pankreas Karzinom

In einer Familie der mittleren sozialen Schicht kommt ein Mädchen zur Welt. Zum Zeitpunkt der Zeugung war es nicht erwünscht. Um den Lebensunterhalt bestreiten zu können, mussten beide Elternteile arbeiten gehen. Nach der Geburt wurde das Kind in die Obhut der Großmutter gegeben, die gleichzeitig auch noch „Tagesmutter" für zwei weitere Enkel war. Zeit für genügend Zuwendung vonseiten der Großmutter für ihre Enkelkinder gab es nicht.
Um die Zuwendung, die ihm als Kind entzogen wurde, wenn auch verspätet endlich von ihrem Umfeld zu erhalten, entwickelte sich das Mädchen zur Maulheldin. Sie stand immer im Mittelpunkt, weil man über sie die letzten Neuigkeiten erfahren konnte, weil sie immer phantastische Geschichten wusste und wenn man ihr ein Eis spendierte, war man in ihren Freundeskreis mit aufgenommen. Sie erlernte einen Beruf, in dem es weniger auf Leistung, sondern mehr auf Überzeugungsfähigkeit ankam und wurde nach einer kaufmännischen Lehre und einem abgebrochenen Studium der Betriebswissenschaften Pharmavertreterin. Sie lernte einen Rechtsanwalt kennen, etwas älter als sie, der ihr endlich die mütterliche Zuwendung gab, die sie als Kind so vermisste. Er finanzierte ihr einen Laden, in dem sie Schreibwaren verkaufte und gleichzeitig Reisen und Immobilien vermittelte. Über das angeschlossene Reisebüro kam sie billig in der Welt herum und konnte ihre Kunden über ihre aktuellsten Erlebnisse auf dem Laufenden halten. Die Ehepartner, die aufgrund ihrer beruflichen Tätigkeit relativ selten zusammenfanden und auch kaum gemeinsame Reisen unternahmen, lebten sich auseinander. Die Frau erkrankte am Pankreaskopfkarzinom und verstarb nach drei Jahren.

Markante Charaktere im Verhaltensraum Reaktionsmuster VI

Kommen wir zum Reaktionsmuster VI, dann kommen wir zu den Menschen, die ihr Ego massiv in den Vordergrund spielen. Sie stellen sich gerne in den Mittelpunkt, schwätzen und wissen angeblich

alles besser, reden lieber anstatt etwas anzupacken und haben eine maßlose Angst, Fehler zu begehen. Ihr Mund ist dauernd in Aktion, er isst, trinkt, er lutscht oder spricht. Er holt sich das, was ihm als Kind vorenthalten wurde:
Die Zuwendung, die Liebe und der Kontakt zur Mutter, dass Interesse an seiner Person.
Typen in diesem Reaktionsmuster sind z.B. der orale Schwätzer mit geringer Aggression. Er ist allein, impulsiv, aber reizbar, ruhelos, spürt eine innere Leere, hat Angst vor der Realität, hat hohe Erwartungsängste, er ist nicht selbstbewusst, sehr anhänglich, betont sein Ego ausgeprägt in der Sprache, hat eine wahnsinnige Lust zu reden. Die Sexualität dient ihm nur auf der Suche nach Geborgenheit. Er wird krank, wenn diese Geborgenheit in Frage gestellt wird.

Lokalisation der Grundverspannung:
handtellergroße Fläche links neben der Brustwirbelsäule, auf der Höhe des 4. bis 7. Brustwirbels

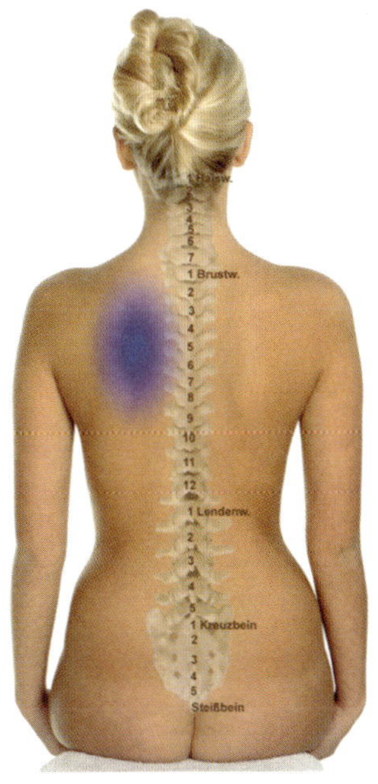

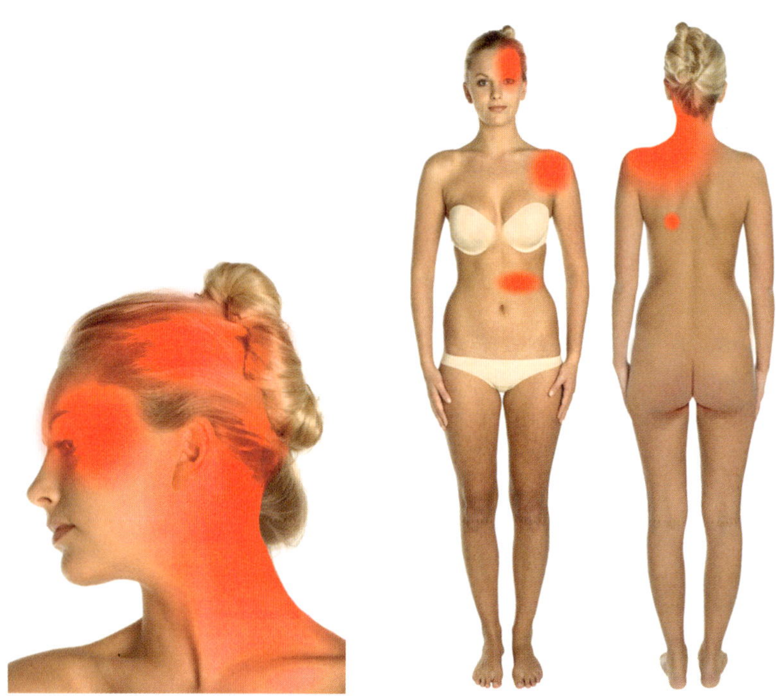

Ausstrahlung:
Beim Pankreas-Typ erfolgt die Ausstrahlung in den linken Oberbauch unterhalb des Rippenbogens.

Ursachen:
Wie unter Reaktionsmuster V., jedoch mit dem Unterschied, dass es sich bei diesem Typ um eine aktive, energiereiche Persönlichkeit handelt.

Mögliche Beschwerden beim Pankreas-Typ:
Heißhunger, Kaltschweißigkeit, Schulterschmerzen links, Verspannungen im Bereich der unteren Brustwirbelsäule, Verspannungen im Bereich des 4. Halswirbels links, Neigung zu Kopfschmerzen im seitlichen Stirnbereich beidseits, Aufstoßen, Neigung zu Übergewicht, Heißhunger auf Süßes, breiige Stühle.

Ängste beim Pankreas-Typ:
Angst, nicht anerkannt zu werden; Angst vor Zuwendungsverlust, Angst vor unzureichender Nahrung

Werte:
Akzeptanz durch die Gemeinschaft,
Zuwendung,
Nahrung,
Versorgung,
Gebrauchtwerden als Stimmungsgarant

Funktionskreise, Yang-Meridiane und Gesichtszeichnung.

Der Pankreas-Typ zeichnet sich vor allem durch orale Tätigkeiten aus. Und genau dieser Mund bildet auch das Zentrum des Gesichtes. Ober- und Unterlippe sind geschwollen, Konturen fehlen. Der große Mund wird von der nahezu runden Magenfalte eingekreist. Im Gegensatz dazu findet man beim Magentypen eine ovale Eingrenzung.

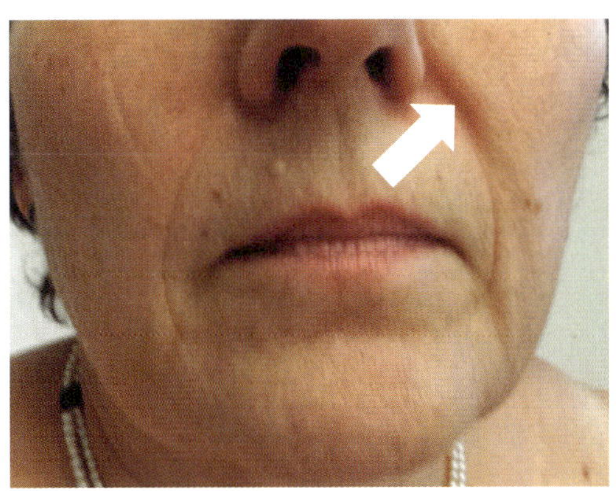

Erläuterungen:
Treten dauernde Verspannungen in Höhe des 6. Brustwirbels auf, ergibt sich hieraus häufig eine anhaltende Mangeldurchblutung und Funktionseinschränkung im Bauchspeicheldrüsenbereich.
Es resultiert eine verminderte Produktion der Verdauungssäfte und des Insulins. Blähungen mit Fehlbesiedlung des Dünn- und Dickdarms auf der einen Seite, Blutzuckeranstieg in Belastungssituationen oder ein manifester Diabetes auf der anderen Seite sind die Folge.
Ein chronischer Konflikt führt gerade in diesem Funktionskreis bei hinzukommender Unterdrückung der eigenen Emotionen zu Pankreas-Fibrose und Pankreaskarzinom. Es sind immer die redseligen, sympathischen, gutgelaunten Typen, die nach einer langen Vorlaufzeit erkranken und bei gängiger Therapie relativ schnell sterben.

Reaktionsmuster VI (Magen)

Das Bestreben des Menschen anerkannt zu werden in Bezug auf seine Identität des Misanthropen in der Welt der Theorien, Zahlen und unbelebten Wissenschaft

(Verhalten: Aktive Abwehr des Angriffs auf die eigene Identität, Aktives sich Ausschließen aus der Gesellschaft als Misanthrop, Negativismus. Themen: Identität, Integration in die Gesellschaft, versorgt werden)

Der Magen-Typ

Er ist genauso geschwätzig wie der Pankreas-Typ, zieht seine Energie jedoch aus dem Negativen. Beim Erzählen negativer Eindrücke blüht er auf und geniest die Wirkung seiner Geschichten auf das Umfeld, das diesen Negativismus aufgreift und verstärkt. Im Gegensatz zum Pankreas-Typen ist seine Statur hager. Sein Mund wird von einer tiefen Magenfalte eingerahmt, die oft noch von einer geraden, vom Unterkiefer aufsteigenden Hautfalte gefolgt wird. Ein Zeichen für eine zusätzliche Übersäuerung des Zwölffingerdarms. Er sieht sein Umfeld als Bedrohung, lebt in seiner Welt der Zahlen, Tabellen, einer Welt in der er akribisch seinen Ordnungszwang ausleben kann.

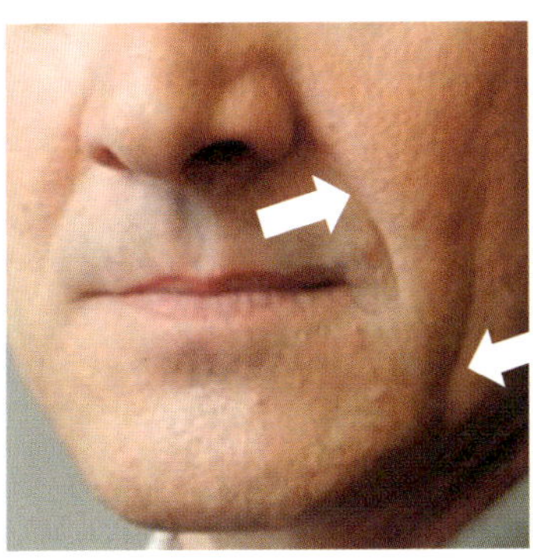

Lokalisation der Grundverspannung:
handtellergroße Fläche links neben der Brustwirbelsäule, auf der Höhe des 4. bis 7. Brustwirbels

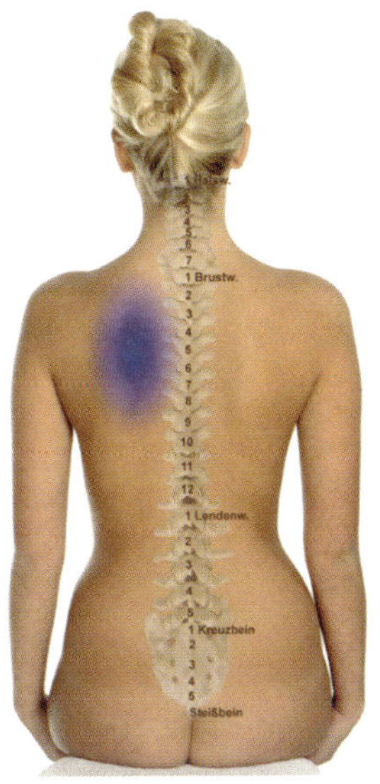

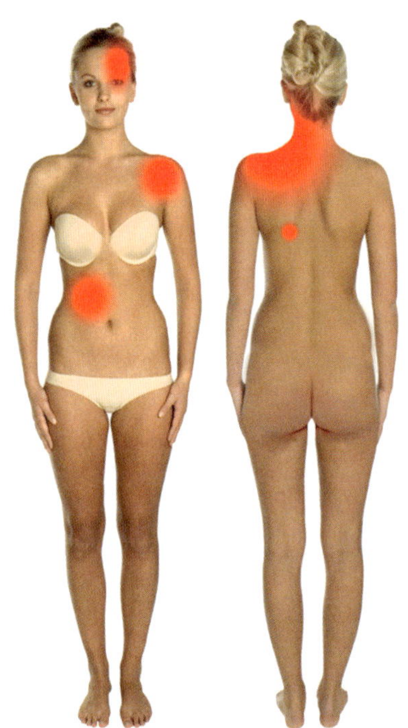

Ausstrahlung:
beim Magen-Typ in den mittleren und rechten Oberbauch unterhalb des rechten Rippenbogens bis rechts vom Nabel. Zeitweise auch stechende Schmerzen im Bereich der unteren Brustwirbelsäule.

Ursachen:
Wie unter V., jedoch mit dem Unterschied, dass es sich bei diesem Typ um eine aktive, energiereiche Persönlichkeit handelt.

Mögliche Beschwerden beim Magen-Typen:
Appetitlosigkeit, Spannungsgefühl im Oberbauch, saures Aufstoßen, Schluckauf, Mundgeruch, Kältegefühl, morgendliche Müdigkeit, Depression und Gereiztheit, Schulterschmerzen links, Energiemangel, Schwäche, Kraftlosigkeit, Völlegefühl, Sodbrennen, Magendruck, eher hagerer Körperbau.

Ängste beim Magen-Typen:
Angst, angegriffen zu werden; Angst, andere Menschen zu nahe an sich heranzulassen; Angst vor Unordnung.

Werte:
Mathematische Genauigkeit,
Berechenbarkeit,
Ordnung,
Verlässlichkeit,
Perfektion, Versorgung

Erläuterungen:
Der Magenpatient ist im Gegensatz zum Pankreas-Typen in der Regel mürrisch und unzufrieden. Durch die Übersäuerung des Magens ist die Schleimhaut so geschwächt, dass sich Bakterien wie Helicobacter einnisten können und Magengeschwüre aufbrechen.

Die Wiedergeburt der alten Medizin durch neue Technologien

Seien Sie doch einmal ehrlich! Wenn Sie über die Aura des Menschen, über Chakren und Meridiane lesen, steigen doch große Zweifel in Ihnen auf. „Das sind doch alles Hirngespinste. Wie kann ich an etwas glauben, was ich nicht sehe, höre oder fühle und was die Wissenschaft leugnet".

Ich muss gestehen, noch vor 30 Jahren habe ich genauso gedacht. Aber ich wurde älter, habe die Welt kennengelernt, etliche Schamanen in Asien, Mittel- und Südamerika besucht und - das ist der entscheidende Punkt - mich mit der Infrarotabstrahlung des Menschen und mit der Aufnahme von kaltem Plasma über die menschliche Haut befasst.

Alberto Villoldo, Psychologe und medizinischer Anthropologe, war nach jahrzehntelanger Ausbildung zum Schamanen fähig, die Aura, das leuchtende Energiefeld des Menschen, zu sehen, zu beschreiben und zu deuten. Er sieht in ihm eine Blaupause, die sich schon im Mutterleib entwickelt, Erinnerungen aus früheren Leben, erlittene Krankheiten und Verletzungen (entsprechend den epigenetischen Markierungen (Anmerkung des Verfassers)) beinhaltet. Die Einschränkungen der Aura zeigen sich als dunkle Zonen fehlender Energie im leuchtenden Energiefeld.

Diese Energieeinbrüche sind thermographisch erkennbar. Aus den standardisierten Wärmebildern lassen sich die vorgenannten Reaktionsmuster über einen Rechner auslesen, wie ich es in meinem Buch „Thermographische Funktionsanalyse" und auf der Website „www.flowwing.de" beschreibe. Kalte, energiearme Zonen stehen hier, wie bei der Aura, für Steuerungs- und Funktionsstörungen im körperlichen, psychischen und seelischen Bereich. Die Messung der Temperaturschwankungen in einer bestimmten Zeitabfolge erfasst das Pulsieren der Strahlung und vervollständigt das Bild der Energetik dieses Menschen.

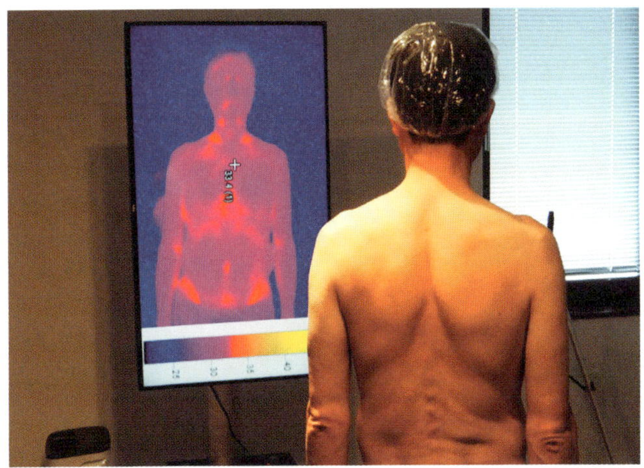

Messung der Hauttemperatur über eine Infrarotkamera

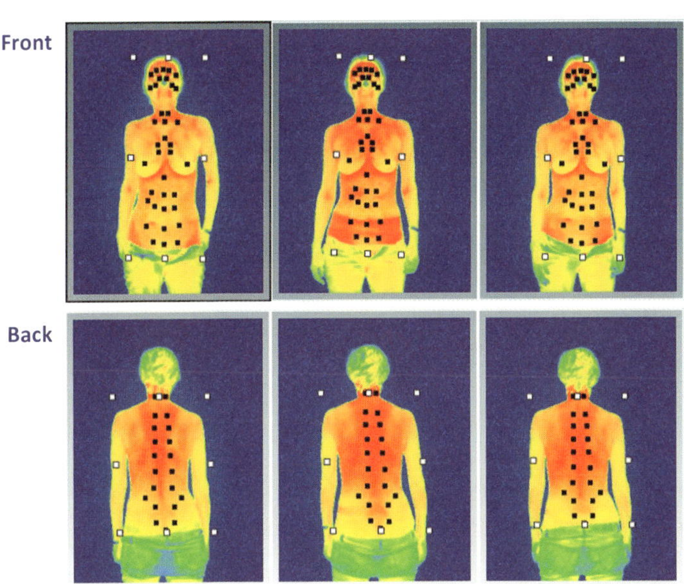

Thermographische, zeitversetzte Messreihe. Die Temperatur unter einem Netz schwarzmarkierter Punkte wird über Software automatisch ausgelesen und Funktionsstörungen, Konfliktkonstellationen und Reaktionsmustern zugeordnet.

Das Wissen des Ayurveda gründet im Yoga und Tantra. Yoga selbst ist über 5000 Jahre alt. Beim Yoga geht man davon aus, dass die Lebensenergie des Körpers, das Prana, in sogenannten Chakren konzentriert ist, in Energiekanälen, Nadis, aufgenommen und weitergeleitet wird und über bestimmte Körperareale, die Marmas, Zugang vom energetischen Körper in den physischen Körper findet. Wörtlich übersetzt bedeutet Chakra Kreis oder Rad. Treffendere Bezeichnungen sind Strudel oder Wirbel, da die Zentren der Chakren sich wie Strudel trichterförmig öffnen und Energie abgeben, aber auch in sich hineinziehen. Die Chakren werden in der indischen Literatur als Blütenblätter des Lotos dargestellt. Damit wird zum einen die Trichterform des Strudels ausgedrückt, zum andern gibt die Anzahl der Blütenblätter die Zahl der feinstofflichen Kanäle an, die mit dem betreffenden Chakra verbunden sind.

Ein historisches Schema der Nadis zeigt die Abbildung auf Seite 175. Das Zentrum dieses Schemas ist überzeichnet, um die Energiekanäle besser darstellen zu können. Die Kanäle beginnen am Energiezentrum (Chakra) und durchstrahlen radiär die Haut.
Diese Strahlung ähnelt in ihrer Struktur der dielektrischen Barriereentladung in einer Plasmalampe (Foto unten). Diese Kanäle verbinden die Chakren auch untereinander. Die wichtigsten dieser Energiebahnen heißen Ida, Pingala und Sushumna (siehe Abbildung)
Sie durchlaufen den Körper von unten nach oben. Andere Nadis strahlen radiär von den Chakren aus. Mit dem Begriff Chakra werden Energiebrücken zwischen dem materiellen Körper und dem materiefreien Körper entsprechend dem Astralleib des Menschen bezeichnet. Sieben solcher Chakren werden als Hauptenergiezentren des Menschen angesehen und befinden sich nach der Chakrenlehre entlang der Wirbelsäule bzw. in der senkrechten Mittelachse des Körpers. Das Wurzel- und das Kronen-Chakra sind nicht paarig und erfüllen primär die Aufgabe von Empfängern und Sendern (siehe Seite 83ff). Positive aber auch negative Energie können empfangen und abgegeben werden.

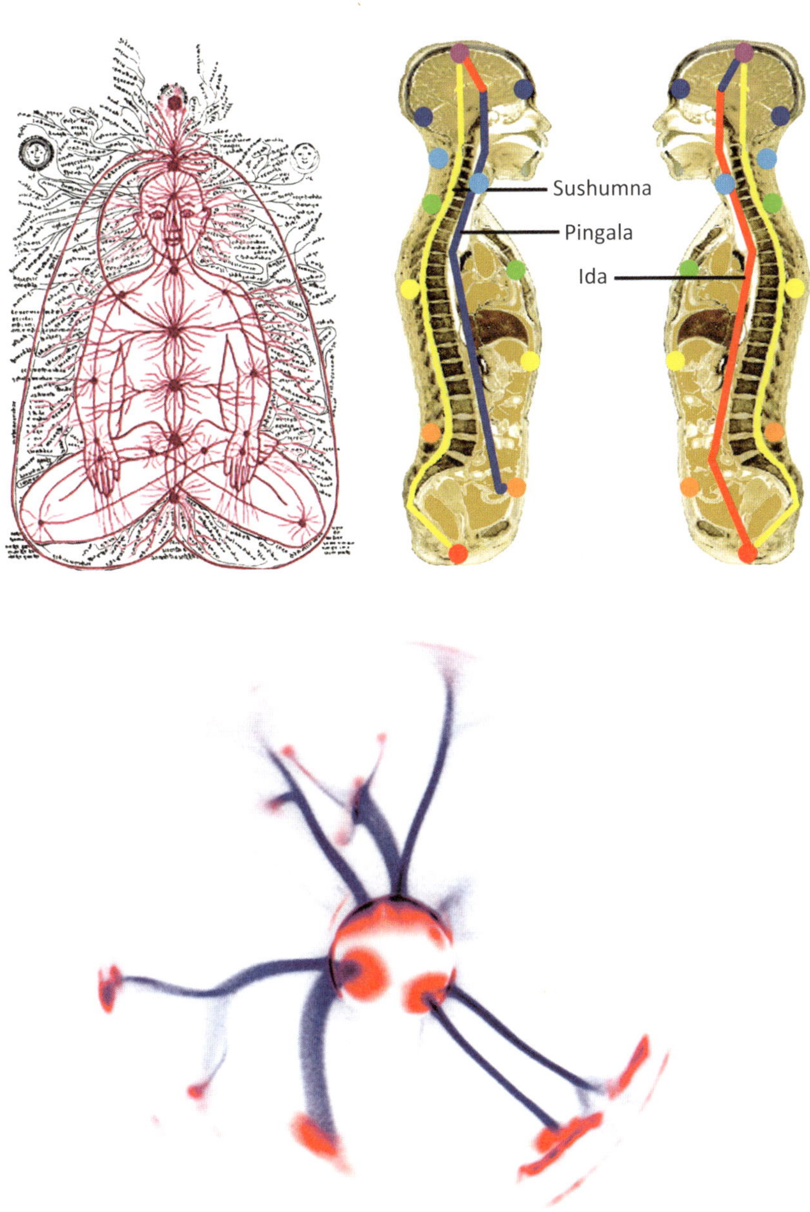
Sushumna
Pingala
Ida

Im universitätsmedizinischen Bereich wird inzwischen mit kaltem Plasma gearbeitet. Wie in der Dermatologie der Uni Rostock (Prof. Steffen Emmert) festgestellt wurde, heilen unter Plasmabestrahlung Wunden deutlich schneller und Krebszellen degenerieren und sterben ab. Viren, Pilze und Bakterien werden abgetötet. Ähnliche Erfahrungen machte ich in meiner Praxis bei der Behandlung von Verletzungen, Entzündungen, Prellungen und Knochenbrüchen. Kaltes Plasma besteht aus Protonen. Wir kennen es als Sonnenwinde oder Nordlichter. Die Wirkung von kaltem Plasma im Körper beruht auf der Wiederherstellung der normalen Zellspannung von 60 mV. Mit dieser Spannung ist die Zelle wieder voll funktions- und regenerationsfähig. Auch wird in diesem energiereichen Zustand die Zellteilung angeregt. Wenn ich in meiner Praxis am kranken Menschen mit kaltem Plasma arbeite (Energetic Corrector nach Prof. Saakian) treten interessante Phänomene auf:
Legt man drei Lagen Zellstoff auf die Haut des geerdeten Patienten, kommt es 1-3 mm über energiebedürftigen Zonen zu Oszillationen, die sich im Zellstoff als blaue, konstante oder flimmernde Lichtpunkte zeigen. Gleichzeitig entsteht über dieser Zone ein kalter, durch die Zellstoffauflage auch als Rauschen wahrnehmbarer Protonenwind, der zur Haut hin abstrahlt und über einem großen Energieleck hörbar auf- und abschwillt. Dieser Protonenwind entsteht nur über Energielecks. Das Eindringen der Protonen in die Haut wird als leichtes, nicht schmerzhaftes Stechen empfunden. Interessant ist nun, dass die stärksten Protonenwinde über den Arealen entstehen, die die indischen, mittel- und südamerikanischen Heiler den Chakren zuordneten.

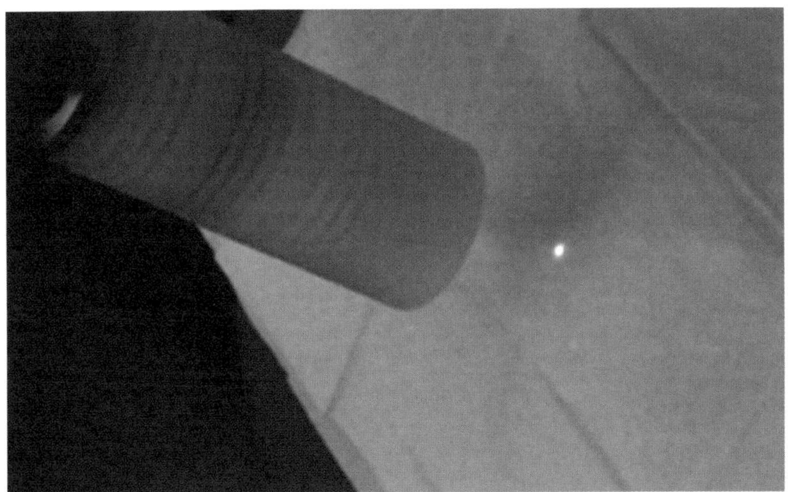

Punktförmige Oszillation über einem energiebedürftigen Hautareal

Es scheint, dass alte Medizinsysteme, durch neue Techniken nun endlich rehabilitiert werden. Man muss hoffen, dass diese vielversprechenden Neuerungen auch Einzug in das Verständnis unserer neuen Medizin finden. Leider scheint es aber immer noch die Regel, dass nur das Symptom und nicht die Ursache der Erkrankung therapiert wird.

Willst du glücklich leben, hasse niemanden und überlasse die Zukunft Gott".

Goethe

Leben, Krankheit, Tod – Ist Resonanz die Erklärung?!

Ich habe Ihnen in diesem Buch ein weites Spektrum von Puzzleteilen unterbreitet. Aber ich habe es versäumt, Ihnen beim Zusammenfügen dieser Teile zu helfen. Vielleicht fehlt Ihnen immer noch der rote Faden und Sie fragen sich mit Recht, wie das im Buch Aufgezählte alles in eine Schublade passen soll. Vielleicht beanstanden Sie auch, dass zu wenig über Heilung und Gesundheit gesprochen wurde.
Deshalb biete ich Ihnen im Folgenden eine aus meiner Sicht tragfähige Hypothese an. Diese wird von der theoretischen Wissenschaft im besten Fall belächelt werden. Die Vertreter der angewandten Physik befinden sich aber schon auf dem besten Weg in diese Richtung. Vor allem gehen russische Physiker und Mediziner hier mit großen Schritten voran.
Die Zauberworte heißen Resonanz, Kohärenz, Synchronisation und Verschränkung. Alle diese Begriffe stehen für Gleichschaltung von Information. Resonanz beispielsweise ist der Effekt, der eine Übertragung von Information oder Energie zwischen 2 Lebewesen (Subjekten) oder Objekten ohne Verluste erlaubt, egal welche Distanz dazwischen liegt.
Beispiel: Stellen Sie sich zwei Stimmgabeln vor. Die Frequenzen beider Gabeln sind identisch. Beide stehen im Abstand von einem Meter. Sie schlagen eine Stimmgabel an. Die Schwingung überträgt sich auf die nicht angeschlagene Stimmgabel. Sie übernimmt die Information der ersten. Die Amplitude der Ausschläge der nicht angeschlagenen Gabel verstärkt sich, da diese Gabel bei jeder Schwingung der angeschlagenen Gabel erneut Energie aufnimmt und speichert. Stellen Sie sich nun vor, dass unser höher dimensionales Selbst als stehende,

zeitfreie Welle (Skalarwelle, Longitudinalwelle o.ä.) schwingt und dadurch mit uns in Resonanz treten kann. So treten wir als höher dimensionales Selbst mit Beginn unserer körperlichen Existenz mit unserem zeitgebundenen Ich in Resonanz.
Welcher Stoff ist mit hoher Wahrscheinlichkeit diese Stimmgabel (Antenne) in uns, die diese Resonanz (Information) empfängt? Es scheint das Wasser zu sein. Unser Körper besteht je nach Alter zu 75% bis 90% aus Wasser. Dieses bewirkt über eine bestimmte Clusterbildung ein strukturelles Gedächtnis. Diese Cluster lagern der Information entsprechend Wasser-Moleküle an oder geben diese ab. „Die Molekularstruktur ist wie ein Alphabet. Wir müssen lernen, sie in zusammenhängenden Sätzen zu lesen“. (Konstantin Korotkov)
So nehmen wir auch durch Resonanz mit unserem Umfeld gute oder schlechte Informationen auf und setzen diese unter anderem in gute oder schlechte Laune, Gesundheit oder Krankheit um. (Konstantin Korotkov)
Denkbar ist, dass sich bei Störungen oder Schwächungen der Resonanz, durch Bewusstseinsverlust, Narkose, Drogen oder anderem – ähnlich einem Radiosender, der von einem zweiten Sender zeitweise überlagert wird – identisch schwingende Systeme einschleichen. Solche Überlagerungen sind bei multiplen oder schizophrenen Persönlichkeiten nicht auszuschließen. Störungen durch elektromagnetische Felder (Elektrosmog, Hochspannungsleitungen u.a.) werden genauso die Resonanz negativ beeinflussen, wie die Frequenzen krankmachender Faktoren wie z.B. schlechter Nahrung, Frequenzen von Konfliktsituationen, epigenetischer Prägung, bedrohlicher Nachrichten, Streitigkeiten usw.
Nun, werden Sie sagen, „wenn Ihre Theorie stimmt, bin ich in meinem höher dimensionalen Ich unsterblich und es ist deshalb doch völlig egal, was auf der Raumzeitebene mit meinem vierdimensionalen Ich passiert“. Diese Denkweise könnte jedoch fatal sein. Ich nehme an, und da werde ich nicht alleine dieser Meinung sein, dass der Datenaustausch nicht nur one-way, sondern in beiden Richtungen erfolgt. Das heißt, und nun werde ich theologisch, dass sich ein „schlechtes Management hier unten“ auf das, auf der höheren Ebene beeinflussbare, ewige Selbst negativ auswirkt.

Also was können wir tun? Die Antwort ist einfach. Positiv denken, uns gesund ernähren, Konflikte vermeiden und trotzdem unsere Meinung vertreten, ehrlich agieren, das Leben nicht auf geldlichen Gewinn ausrichten, und – ich glaube, das ist das Wichtigste – in der mit uns verbundenen Gemeinschaft leben und diese auch leben.

Quellen

1. Scobel: 03.04.2014 3Sat, Das Manifest der Hirnforschung
2. Christian Bachmann: Die Krebsmafia, 201 ff, 1981, Editions Tomek
3. Lynne McTaggart: Das Nullpunktfeld, 7.Auflage 2007 Goldmann Verlag
4. Christian Bachmann: Die Krebsmafia, S.216, 1981, Editions Tomek
5. Lynne McTaggart: Das Nullpunktfeld, 7.Auflage 2007, S.92 Goldmann Verlag
6. Walter Häge: www.walterhaege-gesundheit.de/.../ Vertiefung+1+-+Wenn+ein+Wissenschaftler (Stand 2/2018)
7. de.wikipedia.org/wiki/Gesellschaft_zur_wissenschaftlichen_Untersuchung_von_Para_Wissenschaften (Stand 2/2018)
8. https://de.wikipedia.org/wiki/Krista_Federspiel (Stand 2/2018)
9. Warnke, persönliche Mitteilung 23.09.17
10. Dürr, Popp, Schommers; Elemente des Lebens, S.183, 2000, Die Graue Edition
11. Dürr: in 10 S.189
12. Barrow: The Book of Nothing, S.216,2000 Jonathan Cape
13. Lynne McTaggart: Das Nullpunktfeld, S.46, 7.Auflage 2007 Goldmann Verlag
14. Pribam: Brain and Perception, Holonomy and Structure in Figural Processing (Hillsdale, NJ, Erlbaum 1991
15. Dürr: in 10
16. Martinus: Schrift: Die Menschheit und das Weltbild
17. Martinus: Livets Book 2, Ziffer 314
18. Tepperwein in seinem Buch „Was deine Krankheit dir sagen will"
19. Walsch, N.D.: Gespräche mit Gott; 1-3. Arkana - Goldmann. München 1966-99.
20. Haffelder, G.: Medizinische Woche. Baden-Baden 99, Vortrag und persönl. Mitteilung.
21. Braden, G.: Das Erwachen der neuen Erde. Hans-Nietsch-Verlag. Freiburg 1999.
22. Dürr: in 10 Seite 190ff

23. Kurzweil: Homo sapiens. Kiepenheuer und Witsch. Köln 1999.
24. Eichelbeck, R.: in 10 Seite 27 f
25. Popp, F.-A: in 9 Seite 307 ff
26. Jiin-Ju Chang: in 9 Seite 233 ff
27. Clifford, T.: Tibetische Heilkunst. Ullstein. Berlin 1990.
28. Spork: Gesundheit ist kein Zufall, S.19, 2017 DVA, München
29. Davis, Sandman: The Timing of prenatal Exposure to maternal Cortisol... Child Development 81, S.131-148
30. Neubauer: www.spiegel.de/gesundheit/schwangerschaft/stress-in-der-schwangerschaft-hinterlaesst-spuren-im-gehirn-a-928555.html32, (Stand 2/2018)
31. Ph.D. Mike Atkinson, and Dana Tomasino: Modulation of DNA Conformation by Heart-Focused Intention, Rollin McCraty, , B.A. HeartMath Research Center, Institute of HeartMath, Publication No. 03-008. Boulder Creek, CA, 2003
32. Universität Cambridge: Proceedings of the National Academy of Sciences - DOI: 10.1073/pnas.1702493114; Dez. 2017)
33. National Institute of Physiological Science; 38 Nishigonaka Myodaiji, Okazaki, Aichi, 444-8585, Japan Dez. 2015
34. Haffelder: Der Wellenschlag des Faktors Psi, Esotera 8/96 Seite 16-21
35. Lathan: Nathal, die Methode zur Steigerung der emotionalen Intelligenz, www.nathal.com
36. Andreas Plagemann: Perinatal Programming. The State of the Art, Berlin/Bosten 2012
37. Barker: The Origins of the developmental origins theory, Journal of Internal Medicine 261, S.412-417, 2007
38. Arthur Janov: Epigenetics and Primal Therapy: The Cure for Neurosis (17.10.2015 -12.03.2016, www.arthurjanov.com)
39. Newberg, Waldman: Der Fingerabdruck Gottes, S.16 f, 2012, Goldmann München
40. Dürr, in 10, S.191
41. Spork: in 28, S.270
42. Olga Häusermann Potschar in Russische Informationsmedizin

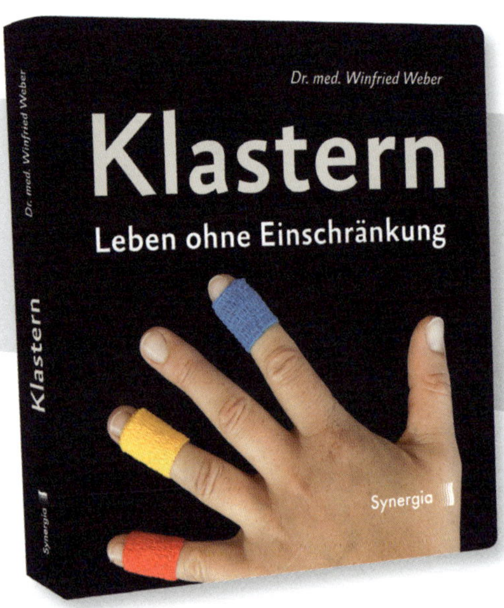

von Dr. Winfried Weber

Alltagsbeschwerden wie Kopf- oder Kreuzschmerzen, Schlafstörungen, Schulterschmerzen Hüft- oder Kniebeschwerden sind eine heikle Sache. Da Operationen in der Regel nicht angesagt sind, fehlt den meisten Behandlern zu einer effektiven Therapie die Phantasie.

Oft lautet die (Fehl-) Diagnose: Ihre Beschwerden sind psychosomatisch bedingt. Entspannen Sie!

Dieses Buch nennt die Ursachen und Zusammenhänge vieler Beschwerden und zeigt, wie man mit einer winzigen Metallkugel und einem farbigen Tape wahre Wunder vollbringen kann.

132 Seiten mit vielen farbigen Abbildungen, gebunden

ISBN: 978-3-906873-14-5 **25,00 €**

Alle Titel sind im Buchhandel verfügbar und können bei der Synergia Auslieferung bestellt werden.

info@synergia-auslieferung.de +49 (0) 61 54 - 60 39 5-0